臺灣偏鄉

醫療簡史

台杏文教基金會
—策畫主編—

出版的話

　　本書（《臺灣偏鄉醫療簡史》）是由台杏文教基金會策劃，獲得衛福部「護理及健康照護司」補助出版的成果。非常感謝「護理及健康照護司」對其業務所屬的偏鄉醫療加以重視，並鼓勵民間關心醫療人文的團體投入整理臺灣偏鄉醫療史料的工作。除了出版本書，台杏文教基金會也將巡迴臺灣各地教會醫院及醫學院校，推出「臺灣偏鄉醫療史」的展覽，希望喚起更多臺灣醫界及社會人士共同來關心偏鄉醫療的發展，期能提高國人健康照護的保障。

　　台杏文教基金會是由陳永興醫師倡議，二十多位關心臺灣醫療人文社會的醫界人士共同組成的團體，過去曾經協助高雄市政府衛生局籌設「臺灣醫療史料中心」，也促成「臺灣醫學史學會」的成立，多年來除了鼓勵成員從事臺灣醫療發展史的研究，並且經常舉辦有關醫療人文社會關懷的講座，和醫學史相關的研討會，近年來也積極籌設「臺灣醫療史料圖書館及故事館」，並且希望能出版一系列醫療人文書籍，以及舉辦相關展覽活動，本書的出版是台杏文教基金會跨出的新一步，將來應該有更多的相關出版品問世！

　　本書共分為七章，陳順勝教授的〈臺灣原住民醫療〉與〈國際與臺灣偏遠地區醫療之現代化〉，不只有歷史回顧還有現正進行中的偏鄉服務實況，令人佩服陳教授的用心關懷偏鄉醫療並且身體力行；周恬宏副院長的〈教會醫療傳道與偏鄉醫療〉非常完整而且有系統的介紹了西方醫療傳道者和教會體系醫院對臺灣偏鄉醫療的貢獻，令人感動與感佩；蔡篤堅教授與李孟智醫師的大作〈日治時代的公醫制度與偏鄉醫療〉很精彩的以個案深入到時代背景制度面，探討日治時代的偏鄉醫療服務；劉景寬教授的〈戰後臺灣偏鄉醫療政策的發展與演變〉則詳述了日治之後國民政府沿襲再發展新的政策與重點計畫，迄今健保制度下的臺灣偏鄉醫療發展脈絡與面貌；蔡式良醫師以自身從事衛生所工作的經驗，挑選了在偏鄉衛生所服務的八位醫師，呈現他們真實生活和工作的經驗分享；陳永興醫師則挑選了近百年來不同時代，奉獻於臺灣偏鄉的十二位典範人物，供讀者學習參考。全書內容涵蓋了臺灣偏鄉醫療發展史不同時期的特性和內涵，更保持了一貫的「醫學之愛」奉獻服務的基本價值！

　　最後再度感謝台杏文教基金會的策劃與衛福部「護理及健康照護司」的支持，感謝七位作者的共同努力，還有兩位助理陸銘澤、翁嘉綺的協助，本書才得以在短短不到一年中，完成收集資料寫作編輯印刷出版的緊迫工作。之後各地

展覽活動也會陸續展開，希望有興趣的讀者共同來參與，讓
我們共同來打造更美好服務品質的臺灣偏鄉醫療！

台杏文教基金會董事長　**陳政宏**
出版計畫主持人　**陳永興**
2024年4月　謹誌

序

台杏文教基金會對偏遠地區
醫療的奉獻

陳順勝／高雄長庚醫院名譽副院長

　　台杏文教基金會成立的目的在促進臺灣文化之發展及各項人文學術研究暨文教公益性業務。而對臺灣偏遠地區支援醫療的重視與參與是最實際的落實。

　　台杏的成員陳永興等在醫學生時代就組成「百達山地服務團」，長達十年到屏東原住民山地部落從事醫療服務，開創大學生參與社會服務的風氣，1984年曾獲「臺美基金會社會服務獎」鼎定台杏對我偏遠地區醫療的基礎。

　　早在1968年暑假期間我也志願參與高醫大寄生蟲學科前往三地門山地原住民部落，從事廣東住血線蟲引發嗜伊紅性腦膜炎之調查研究，體會偏遠地區醫療之專業性與需研究之投入。

　　2003年台杏文教基金會受委託經營高雄市衛生局「臺灣醫療史料文物中心」，成立史料工作小組整理也展示包括偏遠醫療之醫學歷史，這工作小組後來發展為臺灣醫學史學

會，繼續臺灣醫療史之整理與研究，而本書之出版即為部分成果之一。

　　當時並通過與高醫大合作，直接支援高雄縣偏遠原住民居住地區之醫療，成員直接輪派參與偏遠地區之醫療，前後四年作為本基金會重要工作之一。

　　本基金會決定由台杏成員與臺灣醫療史學會會員，共同整理臺灣偏遠地區醫療史，本書之出版將為臺灣首部全方位整合偏遠醫學史之回顧，也做為日後有志之士奉獻偏遠地區醫療之參考。

2024年2月15日

序

落實人類健康平權
──從臺灣偏鄉醫療到國際醫療志工

劉景寬／國立中山大學醫學院講座教授
前高雄醫學大學校長

　　400年前，以終年常綠的美麗之島Formosa呈現在大航海時代的世人面前，臺灣西部平原有著從北到南橫向平行排列、注入海峽的許多溪流，陸地上草長鹿馳，島嶼中央山巒疊起；原住民族族別眾多，各有其優美的神話與特殊的信仰文化。少數的漢移民與首先在臺灣建立統治政權的荷蘭人（1624-1662年），除了獲得肥沃土地的資源供養及貿易利益之外，也立即面對了熱帶傳染性疾病所帶來的試煉。

　　短暫的明鄭時期（1661-1683年）與長期海禁的清領時期（1683-1895年）帶來以漢移民為主的大量移民，面對鮮少接觸過的各種熱帶傳染性疾病，不像原住民族可能已經具有群體免疫，漢移民深為之苦；輾轉瀕死的各項疾患歷歷於史冊之上，「瘴癘之島」成為熟知的島嶼代名詞。漢移民社會中的郎中、草藥與為數稀少的漢醫，難以對抗高溫多雨、缺乏

衛生管控的環境中之「瘴氣」。

　　1895年日本領臺之初，面對的最強大的臺灣抗日力量，不是抗日軍，而是瘴癘之氣。日軍登陸臺灣與澎湖地區，死於戰事的極為有限，死於瘧疾、霍亂者，卻是傷亡枕藉，連率軍登臺的指揮官北白川宮能久親王亦因染患傳染病（多認為是瘧疾）而死於臺南。日治臺灣初期，立即投入醫療公衛之建設：南北各大城設立公立醫院、創設醫學校以培育醫師人才、普設衛生所、推廣公共衛生等等。隨著城市的開發與衛生條件的提升，熱帶傳染性疾病多盛行於鄰近山區之處，日治政府也因防治所需及開發資源政策關切偏遠地區之醫藥衛生工作。1930年代推行的「理蕃政策」即包含對於居住在山巔海隅原住民族之現代醫療。因此，臺灣偏鄉醫療狀況獲得重視是始於日治時期（也有局部偏鄉山區是19世紀末期進入臺灣的傳道醫療）。

　　經過百年的臺灣偏鄉醫療的推展，難以忽視的是：原住民地區與其他地區之健康巨大差距仍舊長期持續。雖然在1995年全民健保實施後，原住民健康改善有幾項重大衛生政策的推動，但就算在醫療可近性大幅提升後，原住民和非原住民間的健康差距（如「平均餘命」差距，2006年原住民之平均餘命仍較全國國民少9.4歲）仍然存在相當的距離。

　　經過數十年的山地醫療服務支援計畫的經驗，及深入探討原住民疾病型態和健康問題後，政府與民間醫療群體終於比較了解：完善的山地醫療照護在地化工作，必須奠基於部

落與社區總體營造。必須是長期、全面、具有文化敏感度且法制化的臺灣原住民醫療照護政策，才能有效落實育才（偏鄉醫療人才）、留才方案，達成充實在地醫療人力資源；進而能執行健康促進及預防照護的有效性利用，發展原鄉離島生命週期健康監測指標，建構符合文化敏感度及因地制宜之原鄉離島長照整合模式。

在1960年代，高醫創辦人杜聰明院長熱心山地偏鄉醫療，不僅積極培育山地醫學專班學生，而且帶領師生從事暑期山地醫療服務與教學研究，蔚為民間山地醫療服務與義診之風潮。實踐高醫創辦人杜聰明博士揭櫫的服務弱勢山地偏鄉醫療之教育精神，高醫醫療體系數十年長期支援南臺灣偏鄉醫院與衛生所。諸多校友畢業後回到山地偏鄉服務，四十多位傑出校友因此獲得醫療奉獻獎。台杏文教基金會創辦人陳永興醫師，在高醫就學期間即帶領百達山地服務，也強化了高醫校友服務偏鄉之傳統；本書的出版與相關展覽，再次印證其醫療平權的普世精神。

高醫師生校友比健保IDS計畫更早，以高雄縣的山地鄉為主要對象推動山地偏鄉義診醫療。高醫醫療體系及高醫校友也將醫療服務山地偏鄉弱勢之精神推展至海外醫療照護之志工服務。繼1970年代高醫謝獻臣校長及熱帶醫學專家遠赴非洲參與WHO援助非洲計畫，2005年起高醫附設醫院展開15年和所羅門群島國的醫療援助合作關係，並於2016年高醫與索羅門大學建立姐妹校關係，協助並培養該校師資，更進一

步將醫療保健工作深入至醫療教育研究範疇。高醫海內外校友秉持此種協助偏鄉醫療的精神，也在南亞、非洲、南太平洋、中南美洲各地偏鄉從事醫療志工服務，實踐健康平權。

2016年起聯合國推動永續發展目標（Sustainable Development Goals），第3項即為落實健康平權，是21世紀全世界醫療界的共同努力目標。為落實健康平權，政府對內應積極以「醫療在地化」、「照護社區化」及「救護即時化」為政策目標，追求醫療衛生資源可近性及資源平等，並發展符合地方文化、因地制宜的原鄉離島醫療照護服務。強化向前延伸之健康促進與預防，及向後的長期照護整合服務，為偏鄉及離島地區創造更好、更有效率的醫療照護環境。臺灣政府對外也應響應聯合國推動永續發展目標SDGs的第3項，擴大參與全球偏鄉醫療健康服務工作，以落實全人類健康平權，善盡作為地球村一員的責任。

陳順勝

高雄長庚醫院名譽副院長，為神經醫學、神經生理學、精神醫學與神經行為學、肌肉病學、環境職業醫學、神經毒理學等專科醫師。曾為英國倫敦大學神經醫學研究所、美國紐約Motefiore醫學中心神經病理學進修、巴黎第六大學神經學科肌病研究室交換教授、臺灣神經學學會理事長、臺灣生命倫理學會理事長、台杏文教基金會董事長、高雄縣醫師公會常務監事及臺灣醫學史學會理事長等。

周恬弘

嘉義基督教醫院副院長、臺灣教會醫療院所協會秘書長。
美國維吉尼亞州大學（VCU）博士，曾任職於門諾醫院行政副院長，戴德森醫療財團法人嘉義基督教醫院院長室特助；致力於關心醫療照護政策、醫療倫理、醫病關係與基督教信仰實踐，期待看到理性、平衡、永續、人本的醫療照護環境。

蔡篤堅

臺北醫學大學醫學系教授。
陽明大學醫學系畢業、美國密西根大學安娜堡分校博士；曾任國立中央大學哲學研究所教授、陽明大學衛生福利研究所兼任教授、臺灣生命倫理學會理事長、臺灣醫學史學會常務理事、嘉義縣政府縣政顧問。

李孟智

前衛福部臺中醫院院長、衛福部臺南醫院院長。
日本東京醫科大學醫學博士，世界家庭醫師組織亞太地區主席、
中山醫學大學教務長、中山醫學大學醫學研究所所長、中山醫學
大學附設醫院總院醫療副院長、臺灣家庭醫學醫學會前理事長。

劉景寬

國立中山大學醫學院講座教授。
高雄醫學院醫學研究所醫學博士畢，曾任高雄醫學大學第6及7任
校長、世界神經學會（WFN）臺灣代表、臺灣神經學學會理事
長，高醫大行為科學研究所所長、神經學科教授、高雄醫學大學
附設醫院副院長、高雄市立小港醫院院長。

蔡式良

前高雄市大樹區衛生所所長。
高雄醫學院醫學士，曾任高雄醫學院附設醫院小兒科醫師、臺北
台安醫院小兒科醫師、臺大醫院血液科研究員、婦幼醫院醫師、
小兒科開業醫師等。

陳永興

前羅東聖母醫院院長／高雄市衛生局長。
精神科醫師、人權文化工作者，曾任臺北醫學院精神科主任、高
雄市立凱旋醫院院長、高雄市衛生局局長、羅東聖母醫院院長、
門諾基金會董事長及民報創辦人等。著作包括《臺灣醫療發展
史》、《臺灣醫界人物百人傳（上、下）》……等。

目次
CONTENTS

第一章
臺灣原住民與
原住民醫療發展史

陳順勝

一、日治前的原住民醫療概況

史前史

　　臺灣早期的原住民衛生醫藥狀況已久遠不可考，大多數山地部落都在高山區，與現代社會隔絕，過著原始生活，幾乎脫離政府統治，常與漢族人發生戰鬥。漢人則聚居富庶的平原及山谷附近。

　　荷蘭人與原住民的接觸始於17世紀，荷蘭佔領南臺灣時，基督教傳教士也隨之進入原住民部落進行傳教與醫療。當時信教人數不少，教會醫學史在臺灣的荷蘭教會史中留有相當地位。可惜當時的教會未能扎根使其本土化，以致荷蘭人撤離後，教會與西方醫學也如曇花一現般消失，所有資料亦遭銷毀殆盡或轉送荷蘭，當時的荷文檔案資料目前大部份置放於海牙博物館。如今我們只知道，教會曾有不少信徒受洗並接受西方醫療，且受惠者多為臺灣平地原住民平埔族人。

　　為何荷蘭時期的醫療未能被有系統的列入醫療史呢？究其因，除了檔案資料為荷文，且在與鄭成功戰爭後，悉依合約送回荷蘭保存外，亦與當時的醫療制度與人員有關。當時來臺灣的醫療人員以商務人士或軍隊人員為主，間或有傳教士醫師，但仍未完全脫離官方色彩。他們甚至還得兼稅吏向

人民收稅，自難獲臺灣人民完全的認同。荷蘭佔領時期，臺灣的居民絕大多數仍為原住民，西部以平埔族居多，醫療服務對象應為原住民，相關資料除非漢譯或精於羅馬拼音者，恐難窺究。故目前僅能從歷史上的蛛絲馬跡去推測，是以名之為「史前史」。17世紀荷蘭佔領臺灣南部、西班牙佔領北部時，主要藉宗教和醫療之力，傳教並醫治住在平地的原住民，但沒有照顧山地的原住民。

　　清朝統治約兩百年間，雖兼採高壓懷柔措施，但山地的原住民不肯順服官府的統治，清末外籍醫療宣教士重新入臺，為平地平埔族與漢人傳教醫療，並深入山區，巡迴照顧山地的原住民。

　　在原住民教會醫療方面，許多宣教士雖然不是醫生，但由於具備醫藥常識是宣教師共有的特質，因此在早期也曾治癒原住民大頭目的病，從而贏得友誼。

二、原住民疾病觀與巫醫

（一）前言

　　巫醫是原住民部落最早的民俗醫師。在早期封閉的偏遠山地，原住民常深信疾病是觸犯鬼神、犯忌或被施了巫術所致，問神明、符咒、占卜等方式是他們治療疾病的模式，數千年來巫醫是維護他們健康的守護者（陳永興）。如同所有的

原始民族一樣，臺灣原住民的祖先們在面對死亡的恐懼和疾病的挑戰中，依其對超自然的信仰，發展了一套相沿已久的醫病觀念和去病術，企圖以儀式和咒語迫使風雨寒熱和動物莊稼惡靈聽命就範。巫術是基於信心的儀式，不靈驗則訴諸上級權力的宗教和經驗法則的科學。藉由傳統醫病觀念的探討，讓我們對巫術、宗教與科學的關係可有多一些瞭解。

（二）原住民疾病觀

　　早期原住民疾病的觀念，認為疾病的原因絕少是身體的因素，完全是超自然現象所致，包括開墾禁忌地侵犯鬼神而生病、外人帶來惡神鬼、不遵守鳥卜而生病、不守噴嚏或放屁的禁忌而生病、被鬼神愛上而生病、入惡神居地而受害、祖先來找家人禍延子孫、受污穢、被咒、或被放巫術等等。譬如太魯閣族相信神的存在，神能告知吉凶禍福，所以族人常祈禱求神指示。他們以為大能的神，就是祖先之靈，常常舉行團體祭祀，把獵物作為祭品，表明他們的孝敬武勇，祈求福氣。在祭神、狩獵期中，不能摸麻；豬的生產也是禁忌。他們非常重視吉凶禍福的兆象。大自然界的日月蝕、流星、雞之夜鳴及蛇之出現，都被認為是不吉會使人生病的。排灣族祭拜三種神：其一為創造人之神，叫做撒拉班神，生小孩時要向這神獻祭：其二為哇拉陸哇勒神，住在海中心吞吃海水，使海水不致暴漲成災；其三為祖先神，死了的祖先

之靈，全部變為神住在森林中，人之患病死亡，均為祖先神在作祟。除此之外，致病的迷信多到無法說盡，如小鳥蛇的迷信，吃小米、吃飯的迷信，撒種收穫之迷信，死人之迷信等等。

至於診斷疾病的方法，則常透過向病人問診、問神、求夢或占卜；而醫治疾病的巫術則常以除掉病魔撫摸術、用小刀切「祭肉」術、用神葉祭祀術、鞭打附在病人身上的鬼神、或殺豬獻神贖罪除病術……等等。如陳永興有一文所描述的：病情輕者殺雞，將雞肉全身各部位切一小片，用小竹串起來。另用容器盛炊灰，再用樹枝茅草，以這三種驅鬼。首先手持這三樣物品在室內走動，並一面灑上爐灰，一面揮動茅草。將鬼趕到室外。直到趕至郊外，將三樣物品放在路旁，讓鬼享用雞肉而不會回到社內。病情嚴重者，表示鬼的胃口大，必須以豬肉代替雞肉，才能驅鬼治病。

（三）巫師與巫醫

原住民族群的巫師所掌管的事務涵蓋了人的一切日常生活，如果按功能加以區別，有「祭師」與「巫醫」兩大類。前者主持年度重要的祭典；至於巫醫，幾乎所有族群皆有，治病與驅邪是他們最主要的工作。甚至基督教傳入後，也受影響，據小琉球教會稱：教會開拓之初直到二次大戰後，被鬼附身之事時有所聞，每遇此情況，常令牧者與信徒憂喜參

半，喜的是又能因此得人信主，但如遇到厲鬼也很麻煩，常需要禁食禱告，或兄姊同心在聖殿跪下祈禱，祈求上帝的醫治。當鬼被趕離時，大家心中之快樂無以形容。巫醫的職責還包括醫治不孕症、難產，擔任婚、喪儀式祈福，為住宅求平安，提供「平安符」、以「竹占」斷吉凶等功能，依族群不同的特性而定。

巫師們所使用的法器，常見的有：小刀、珠串、鈴鐺、檳榔等，部份還包括有獸骨、樹葉、竹片、布條、磚粉、鐵屑、瓜殼、卵石等，多半不輕易示人。使用完後以巫術箱或特製的布袋子，小心地收藏起來。平時絕不曾去碰觸，要使用時，需先請示。

經由巫師診斷並非因鬼神引起之疾病，即是中了其他巫師的巫術，必須用拔除方式，將巫草或法石或其他施巫物品吸出。輕者（如頭痛）用茅箏，重者（如腫痛化膿）須用巫石拔除（陳永興）。又如太魯閣族許多要事皆以占卜為決定，大都以鳥的啼聲與飛行的方向，或者是以夢的內容判斷吉凶。排灣族如患病時：要酬勞麻拉大（巫師），叫麻拉大把祖先神趕出屋去。巫醫亦是巫師，原住民深信巫師具有通竅的能力，是人與神靈間的橋樑。藉由巫師透過祭祀與神靈溝通，瞭解致病原因，經由念咒治病；較嚴重者必須舉行隆重儀式，或殺豬獻神，請求神靈寬恕，或是經由趕鬼、拔除方式治病。譬如阿美族相信祖先崇拜及物魅崇拜。家裡有病人叫Miedawai或Maangangai來看病，巫師常說「此病原因

是你們觸怒了神明所致」、「你家中還有未清除的死人的骸骨，所以最好要遺棄此家他遷」、「此病至極厲害，除我包醫以外，勿再請醫生，否則即觸神怒而死」等語。如此，病家殺豚宰牛殺雞供酒作法。有時如遇有人打噴嚏時，立即放棄一切原定要做的工作，或半途不敢前進到耕作地，悄然歸家。與漢人接觸、現代化後，也有被不肖的巫醫Miedawai及Maangangai所欺騙而失掉田地、喪失人命的案例。

　　原住民部落裡，族人遇有病痛、小孩收驚等事情都會來請教部落的巫師。各族群的巫師有其共通點，例如巫醫的功能集中在替族人病患施法，找尋失蹤的人、牛、羊、牲畜、物品等。不同點在於各族有其傳承方式，所使用的法器也因族群而異，法力也有各自能力所及的範圍。

　　學習巫術的方式與條件則各族有不同的表現方式，有些巫師要求學習者先生兒育女、過正常人的生活，再挑選出來學習。在高縣山區的布農族巫師，條件則必須是個性溫和不自私。巫術可以父傳子，也可以挑選傳人。屏東排灣族嚴格規定巫師的傳承，其祖先輩有人曾是巫師身分才可以擔任。後山卑南族、魯凱族，也是選擇較具有慧根的族人來學習巫術。蘭嶼雅美族，受訪的兩位巫師皆具傳奇色彩，一位是撿到一塊石頭，返家後即開始有異於常人的能力；另一位則是曾經昏睡兩天，進入神奇的幻境後，成為巫師。

（四）巫醫現代化

　　經過了現代文明的衝擊與洗禮後，巫師的施法與觀念同時也隨著時代改變，比如各族群巫醫在看病時，若遇上病情嚴重已回天乏術，會直接告訴病人家屬，有的巫醫甚至曾診斷出應直接送何種醫院去醫療。與漢族接觸頻繁的地區，譬如由高雄遷往滿州的平埔族，其祭祀已滲入道教的模式，家中的巫術祖靈總壇旁邊另外設立了道教神位，稱為「壁腳神」，每月進行例行的祭拜。而西方宗教活動的區域，像蘭嶼的巫師進行巫醫治療，就揉合了西方宗教禱告方式，借助原始與宗教兩方面的力量似乎可以取得一定程度的平衡，同時也可看出環境改變對原有的習俗或祭儀產生的微妙變化，這些現象頗值得進一步觀察與研究。近數十年，歷經基督教傳道醫療與日治時期的公醫制度，傳教士與公醫深入偏遠山區，將現代化醫療帶入山地。原住民在既排斥又好奇的心情下，逐漸接受了現代醫療，傳統巫醫在科學醫療的衝擊下，處境尷尬，同時隨著巫術的失傳，巫醫漸漸式微凋零。然而，宗教與鬼神對人類有不可斷絕的影響，對原住民亦然，因此，巫師如同寺廟中的乩童一樣，以另類的方式存在原住民世界。

三、日治時代的原住民醫療

（一）討伐原住民

　　1895年臺灣淪為日本殖民地，日本人要征服山地部落，想用日本的語文、文化、宗教來同化他們。神道是日本的國教，主張效忠皇室，拜祭皇室祖先。因此神道不獨是一種宗教，還是一種愛國主義。神社遍設於山地鄉村。拜神是強迫的。其他的宗教宣道一概被禁止。日本統治臺灣五十年間，這個政策嚴厲執行。在這種環境下，基督真理是沒有機會開展的。

　　日治時期，起初山地原住民不肯順服，日本政府感到棘手。征討非常費心且危險，因為討伐反抗政府的原住民而受傷的人年年增加。由於原住民的射擊精確，但使用的彈藥粗糙，使傷口破碎不堪，治療困難。因交通不便，設備不足，日本政府遂在各處設臨時救護所，再送臺北醫院和臺中醫院。

　　日人理番與討番雙管齊下，又加上傳染病的猖獗，使原住民深信日人的侵入觸犯了神明，因此生番欲恢復「出草」，以獵殺人頭來祭祀神靈。在原住民頑強、激烈的反抗下，日人改以懷柔政策順服原住民。

　　日本政府在各山地鄉分別設置公醫，負責診療與衛生的工作，除了改善山地醫療，同時也達到監視與教化之目的。

日本的理番政策，一方面討伐與鎮壓，另一方面藉由教化、授產、醫療、撫育等懷柔政策，達到控制原住民之目的。初期原住民生病是由管轄警察機關負責配備醫藥，發給病人；1916年之後，公醫制度設立，山地配置公醫負責山地醫療，並設醫療所，改善醫療狀況，具體成果可見：1922年，病人89,800人次；1923年，公醫診療所13處，番人療養所86處，番人施療所90處，計189處，病人總數達13萬餘人次；1934年的病人則已達到是225,000人次，公醫診療所31處，療養院195處。公醫制度的實施，對於改善當時山地落後的醫療衛生，多少也有些助益。

（二）井上伊之助的山地醫療

在這個時期，也曾發生過影響山地民族的事件。井上伊之助先生的父親是臺灣政府官員，被山地人殺了。井上是基督徒，他用基督精神以德報怨來洗雪他父親的慘死。他決心向殺他父親的人宣道。於是井上回日本學醫，藉由醫療工作接觸山地人。日本政府派他到新竹山地醫療站，後來又派往桃園站，雖然他對傳教及建造教堂工作沒有顯著的成績，但今日山地基督徒無不對他尊敬備至。

井上伊之助於1911年（明治44年）到臺灣，為了醫療和傳教，在番地的木板小屋度過了三十年生活。他於1882年（明治15年）生於高知縣，1907年（明治40年）畢業於聖書

學院後，開始傳教。他父親於1906年（明治39年）在花蓮附近被原住民殺害，他抱著為父報仇的決心，獻身於原住民地區的傳教，傳授神的愛。井上的醫師素養，僅限在伊豆仁田的寶血堂醫院的學習和實習，但進入原住民地後，藉著診療原住民疾病而累積實際經驗，施行醫療工作。當時山地內社還沒有公醫，也缺乏正式的醫療設施，他是當地唯一的醫療人員。他於1911年12月渡臺後，領到新竹廳發給的派令，要他兼任原住民事務，到樹杞林文廳Kalabai原住民療養所工作。

　　井上就在日本人常在山區遇害的險惡狀況下，從事醫療和傳教。大正初期，原住民逐漸順服，井上出診時，寄宿番人家裡，吸引了附近許多男女老少來寒暄。日本政府後來陸續在各番地設立診療所，派駐公醫從事醫療工作。

四、私立醫學院的原住民醫療史

　　1957年（民國46年），國民政府為關心與解決原住民醫療缺乏問題，開始籌設山地醫師專修科。臺灣省政府衛生處早已有籌辦山地醫師訓練班之議，函囑高醫擬具詳細計畫，代辦醫師訓練班所需經費預算，並提供教學計劃等，送衛生處作進一步之研議。此計畫之概要：委託設置山地醫師醫學專修班，修業年限四年，學科三年，醫院實習一年，共招收學員兩班65名，第一年一班25名，第二年一班40名，專收山地同胞高中或同等學校畢業生，學員給予公費待遇，畢業後

負有服務山地之義務，經費由省府負擔，惟教學及實習設備儘量利用本院（案：高醫）現有設備，以節省開支。此計劃於1958年（民國47年）5月6日經臺灣省政府委員會通過，自1958年度起開辦，1958年7月10日，衛生處函送委託書，正式表明委託高醫代辦，高醫於8月檢附「課程表」及「招生簡章」呈報教育部，請准予自47學年度第1學期起附設「臺灣省山地醫師醫學專修班」。7月18日，臺灣省政府函送「臺灣省山地醫師訓練計劃」，囑高醫迅速籌辦招生及開學事宜，同時函教育部、內政部、考選部等備案。8月25日，教育部核復，將訓練班名稱修改為「山地醫師醫學專修科」。

9月1日，高醫聘教務主任蔡滋浬教授為招生委員會主任委員，聘蔡景賦、許成章、吳其祥、楊臧雄、張榮宗、林繼雄、詹湧泉、張泉和、郭宗波、翁嘉器、謝獻臣、陳振武、許子秋、洪傅培（衛生處第二科長）、許培元·（衛生處第一科長）、張基焱等16位先生為招生委員。9月5日召開第一次委員會議，決定各科目應佔分數、體格檢查地點、報名受理時間、發榜日期及時間等要項。

民國47年，第一期學生入學，於民國51年畢業者共25人，包括培養了原住民女醫師3名。民國48年，第二期學生入學，於民國52年者共畢業40人，再培養了原住民女醫師3名。

1969年（民國58年）9月，省政府再度委託；58學年度錄取省衛生處委託本院養成山地暨離島地區之醫護人員，保送4名。省政府衛生處並捐款3萬元，補助高醫作充實教學設備

用，高醫則用以購置裝設教室擴音器。

　　1974年（民國63年），高醫再代辦「臺灣省山地籍暨離島地區醫護人員養成計畫」。63學年度醫學院為此作新生甄試，組織甄試委員會，召開第一次甄試委員會議。甄試委員會之成員包括：主任委員為院長謝獻臣，委員有：教務主任馬逸輝、訓導主任黃德揚、總務主任張均昌、醫學系主任林本仁、共同科主任張泉和、山地籍學生導師陳瑩霖、秘書駱震郎等8人。會中議決通過：私立高雄醫學院代辦「臺灣省山地籍暨離島地區醫護人員養成計畫」63學年度醫學院新生甄試招生簡章、試務工作時間一覽表及「報名表」、「准考證」格式、甄試經費補助等。錄取5名，3名分發北醫，2名分發高醫。

　　1976年（民國65年），謝院長出席教育部召開有關「臺灣省地方醫護人員養成計劃65學年度公費生甄試升學實施辦法」草案會議。接著在院內召開代辦「臺灣省地方醫護人員養成計畫」65學年度醫學系新生甄試委員會第一次委員會議，省衛生處、民政廳、北醫均派員參加。受理報名，舉行筆試後，5月25日放榜，甄試錄取新生共10名（山地與平地山胞學生）。

　　1976年6月，在高醫附設醫院研究室召開64學年度山地暨離島地區公費生座談會，由教務主任馬逸輝主持，省政府有關單位代表及省政府委員謝貴先生列席。1977年（民國66年）3月21日，謝院長下午出席教育部召開商計「臺灣省地方

醫護人員養成計畫66學年度公費新生甄試辦法」草案。

　　此後衛生處逐年委託辦理臺灣省地方醫護人員養成計畫至今，但每年科系名額各有彈性，目前只委託高雄醫學院辦理。

　　自1970年代起，山地醫師專修班畢業生回原住民社區服務已近20週年。1983年（民國72年）11月19日，高醫山地醫師專修班第二期生畢業二十週年，舉行座談會，他們多長駐山地鄉衛生所，任主任之職。

　　除了大學部教育外，高醫也加強繼續教育，曾於82學年度（1993年）辦理醫學士補修學分班，供46及47學年度山地醫師醫學專修科進修。自1993年9月17日開班以來，至1996年6月11日，三年內已有12名畢業生取得醫學士學位。

（一）原住民醫學生的社團：山杏社

　　高醫於1989年（民國78年）由原住民醫學生游清堅、許文博、吳建銘、高仲賢、盧縣一、田惠民、廖旻輝、何曼麗、徐國傑、余正雄、鄭泰春、康孝明、施偉勳、陳明智、高文光、周聯華、田昌坤、柯天傑、田惠文、溫哲暉、王清國、蔡淑惠等發起，成立山杏社。社團宗旨為協助新生適應環境輔導其生活、培養山地生之間感情、有助於將來同在山地鄉服務，及將山地原住民文化帶入校園，藉此使原住民肯定自己的文化。社團指導老師為盧天鴻副教授。

　　社團成立後，每年有各種活動展示原住民醫學生的活力、熱忱與能力。舉1997年（民國86年）12月26日為例，山杏社統合南部各校原住民社團在高醫校園舉辦「原味週」，活動包括靜態文物展、探尋柴山自然生態與馬卡道足跡，與雲豹的傳人之專題演講、原住民美食展、原音重現晚會等。對原住民學生組織與動員能力之培養，以及民族人文之認同助益頗大。

（二）原住民醫療服務隊

　　1970年代，包括學生時期的陳永興等一群高醫的學生，有感於對自己母體社會缺乏了解，對自己同胞愈來愈缺乏關懷，遂倡議成立原住民醫療服務團。團員深入南臺灣山地部落服務，並利用寒暑假，協助改善山地鄉醫藥衛生缺乏的情況。茲舉數年實例描述如下：

　　1975年（民國64年），高醫寒假醫療服務隊自1月26日至31日至臺東縣卑南鄉進行為期一週的服務，當時謝院長偕訓導主任、總教官等前往慰問。同年7月的暑期青年自強活動，高醫山地服務甲隊（文教組）經黃德揚訓導主任代表謝院長授旗後，乘專車出發，赴臺東縣金峰鄉服務15天。山地服務乙隊（醫療與寄生蟲組）於一週後集合，謝院長授旗後，亦乘專車赴臺東縣金峰鄉服務七天。

　　1978年（民國67年），暑期醫療服務隊於7月4日授旗出

發，赴南投縣信義鄉展開醫療服務工作。7月10日結束，謝院長、附設醫院的陳院長前往信義鄉慰問隊員工作辛勞。隔年，1979年（民國68年），68學年度暑期醫療服務隊於8月23日授旗出發，前往南投縣仁愛鄉，展開為期一週的醫療服務，謝院長、訓導主任、總教官前往慰問。

1982年（民國71年）8月16日，高醫暑期醫療服務隊準備前往屏東縣霧臺鄉與山地門鄉服務，區分醫療組、國教組、公衛組，預定一週時間，謝院長親自授旗。隔年，1983年（民國72年）7月，赴花蓮秀林鄉慰問醫療服務團，謝院長與附設醫院陳院長亦親自前往慰勞。

1985年（民國74年），暑期醫療服務團第一、二隊，共有學生71人、醫師18人，由吳教官帶隊，自7月6日起至7月12日止，赴高雄縣六龜鄉進行醫療服務與訪視，謝院長與陳添享副院長偕同前往慰勞。1986年（民國75年）7月，暑期達大醫療服務團前往臺東縣達仁鄉與大武鄉服務。

（三）群體醫療中心

行政院衛生署為改善並提高偏遠地區醫療保健，解決該地區公勞保病患就醫困難，特在屏東縣車城與高樹鄉衛生所成立「群體醫療執業中心」。1983年（民國72年）9月9日，車城群體醫療執業中心正式開幕。1985年（民國74年）3月22日，行政院政務委員李國鼎和衛生署長許子秋率同醫政處

葉金川處長、楊漢琳副處長及榮總院長鄒濟勳、臺大醫院院
長林國信等人南下，瞭解群體醫療中心辦理情形，於蒞院訪
問，聽取簡報後，參觀各項教學及醫療設施，至表嘉許。6
月5日上午9時車城群體醫療執業中心舉行開幕典禮，附設醫
院將支援該中心各項醫療作業。居住在屏東地區山地的原住
民，常就近轉往就醫，改善部份原住民就醫之距離與時間。

（四）原住民健康研究室

早在1950與1960年代，高醫便積極從事原住民相關研
究，當時解剖學科主任蔡滋浬教授即著手研究臺灣原住民各
族之體質人類學研究，後來劉克明教授接續解剖學科之研究
工作。寄生蟲學科謝獻臣教授亦以包括山區之寄生蟲及瘧疾
醫療與防治工作，貢獻卓著，獲聘為WHO顧問，協助非洲之
相關防治工作。陳瑩霖教授則以山地廣東住血吸蟲之研究著
稱，後來並由顏全敏教授參與接續。臨床科亦常配合政府政
策進行山地原住民健康研究，譬如1983年（民國72年）9月與
1984年（民國73年）1月的屏東縣山地國小學童保健研究，即
為典型的例子。

1993年（民國82年）行政院衛生署（國家衛生研究院）
提供經費，委託高雄醫學院辦理「原住民健康研究室五年計
畫」。原住民健康研究室之成員主要為公衛系葛教授應欽、
護理系張峰紫副教授、楊美賞副教授、公衛系講師王姿乃、

章順仁及山地鄉衛生所主任秋賢民、謝德貴。研究對象為居
住在南臺灣之布農族、魯凱族及排灣族人。其目的在於分析
各山地鄉死因別、死亡率與死亡比，以瞭解原住民重要疾病
之危險因子，做為政府改善山地衛生狀況之參考；並對不良
的健康行為作衛生教育介入，或對可控制疾病作醫療介入的
研究，評估預防及治療措施的效果。先前已完成發表相關之
流行病學資料與原住民痛風成因之探討。

（五）成立原住民醫療工作小組

　　1995年（民國84年）核可與高雄縣布農與鄒族居住地
區，桃源鄉衛生所之建教合作，由神經內科陳順勝教授在桃
源鄉進行約兩年的支援門診，經常與該鄉衛生所醫護人員討
論如何改善山地醫療環境。經過兩年的調查與資料整理，發
現由於高雄縣山地鄉幅員廣闊，交通不便，且醫療資源缺
乏，民眾就醫不便；民眾之醫療全仰賴衛生所室，僅能提供
上班時間一般科醫療服務，對於民眾專科醫療、急診醫療、
及重大傷病之診療無法滿足民眾需要。所以將情況提報林院
長，並與江宏哲經理商議，決定執行有別於門諾醫院的介入
支援模式，在獲得衛生主管機關同意支持配合後，成立原住
民醫療工作小組，並籌辦支援計畫。
　　高醫附設醫院與中央健康保險局高屏分局所合作的高雄
縣山地區域聯營醫療保健網路之建立及加強醫療服務計畫，

於1997年（民國86年）9月份正式展開。此合作計畫之特色在於不與當地衛生所競爭，而是教學與醫療合作的關係。計畫工作內容主要是加強當地民眾對衛生所的信心，落實分級醫療；並且提供適當的專科醫療，以解決當地之醫療需求。計畫主持人林永哲院長與健保局高屏分局江宏哲經理，於1997年（民國86年）9月2日前往其中兩鄉：三民鄉與桃源鄉兩支援地點勘查，以了解當地醫療需求，隨行前往的還有本院志願支援的教授與醫師，及高屏分局醫管組林淑華組長、吳錦松課長、吳建芳等一行二十多人。

　　目前已開始上山支援的科別計有肝膽胰內科、免疫風濕科、胃腸內科、一般內科、眼科、耳鼻喉科、皮膚科、神經科、家醫科、及已在桃源鄉從事診療工作的牙科，其他各科也將陸續加入。另外省衛生處委託本院執行高縣山地鄉疾病篩檢計劃，亦在主持人林院長指示下同時進行。這些辛勞的支援醫師每次上山看門診總需要起個大早，在清晨6點時就要出發。到山上，路是遙遠的，每個人所憑藉的只是那股對醫學的熱愛及服務的熱忱。而懷抱的理念很簡單，那就是「與其讓一群患者忍著病痛下山，不如一位醫師顛簸上山」。每一個上山支援過的醫師，都有著兩點共同的感覺，那就是空氣新鮮和重拾倍受尊重的醫病關係。原住民的純樸讓我們有信心且樂觀的預期，藉著都會地區進步醫療資源投入協助，能夠改善山地偏遠地區民眾之就醫習慣與其就醫可近性，並增加對政府所提供之醫療服務滿意度。在民主社會

裡，每一個人都應該有工作、教育、及醫療的平等權利。很
遺憾長期以來偏遠地區原住民被忽略了，造成山地鄉人口的
流失，山地文化的逐漸消失，也引發許多潛在的社會問題。
尤其山地鄉人口年齡組成的兩極化，更突顯出山地鄉醫療資
源的缺乏；此時高醫正秉持建校以來關心原住民的理念，從
四十年來未曾中斷的培養原住民醫師到當今的前往專科醫療
支援，擔負起這重責大任，為多元化的臺灣社會盡力。

五、政府對山地原住民醫療保健服務

　　臺灣地區之山地離島包括30個山地鄉（為原住民居住地
區）及澎湖、綠島、琉球、蘭嶼等離島的8個市鄉及隸屬福
建省之金門、馬祖地區。這些地區因地處偏遠，環境特殊，
幅員廣闊，交通不便，醫護人員之羅致較為困難，醫療資源
亦不充裕，致衛生工作之推行與醫療，先天上即受限制。為
加強山地離島地區之醫療保健工作，使該地區民眾亦能享有
必須之醫療照護服務，歷年來政府均投注相當之資源及推動
相關之措施，以促進其醫療保健事業之發展，較主要之策
略包括：充實衛生所室設施、培植醫護人力、辦理巡迴醫
療業務、辦理通訊醫療業務、加強醫療資源及推展衛生業
務等。

（一）臺灣省山地離島地區醫療保健服務

1963年（民國52年）9月3日，臺灣省政府頒發「山地行政改進方案」，其中對山地衛生行政，已訂有具體措施，包括；視實際需要調整山地衛生所編制員額、招收山胞中學畢業生予以醫護教育訓練、繼續分年充實醫療設施及藥品、加強山地衛生教育、全面改進山地環境衛生及撲滅寄生蟲等。目前多項山地離島醫療衛生措施，仍沿用此方案。

1979年（民國68年）行政院衛生署頒訂「加強農村醫療保健計畫」，其中如巡迴醫療等提供了更多醫療資源改善措施。。1989年（民國78年）行政院衛生署實施「醫療網計畫」中，將「加強山地離島醫療保健服務」列為工作重點。1990年（民國79年）邀集山地離島相關單位代表及學者專家，成立「山地離島衛生諮詢小組」，並每年定期召開會議，就山地離島醫療保健等問題提出探討。有關山地離島地區醫療保健工作之重要設施分述如下。

充實山地離島地區衛生所室設施

臺灣省的30個山地鄉及8個離島市鄉均設有衛生所，另加梨山衛生所，共設有39個衛生所，加上山地鄉有184個衛生室、離島有16個衛生室，形成最基礎之醫療保健服務網。

為改善山地離島地區衛生所室設施，政府每年均編列專

款，補助各衛生所室充實醫療設備及藥品，並重建及修繕衛生所室廳舍、興建醫師及工作人員宿舍。1990年，為加強山地交通不便地區之緊急救護能力，補助17個山地鄉四輪傳動吉普型救護車。1993年（民國82年），為因應山地離島地區衛生所室之特殊需要，臺灣省政府訂定「臺灣省山地離島地區衛生所（室）基本醫療設施配置表」，衛生所應備有醫療設備38項、保健設備16項及辦公設備38項：衛生室應備有醫療設備12項、保健設備12項及辦公設備22項。1995年（民國84年）補助各山地離島地區衛生所及其所轄衛生局吉普型工作車及機車，以利衛生工作之執行。目前各山地離島地區衛生所均備有小型之產科、外科、眼科、耳鼻喉科、檢驗及救護車等設備，部分衛生所有牙科及X光機等設備，足可以應付經常性門診岱療、緊急救護及巡迴醫療等工作。

（二）培植山地離島地區醫護人

1.培育醫護人力

臺灣省政府於1958年（民國47年）及1959年（民國48年）委託高雄醫學院附設「山地醫師醫學專修科」，招收山地及離島地區學生以公費方式修業4年：學科3年，實習1年，約定畢業後分發山地及離島地區衛生所服務10年，共培育65名（原住民籍57名、離島8名），現均已服務期滿，惟仍有6名繼續服務。

　　1969年（民國58年）臺灣省政府頒訂「臺灣山地籍暨離島地區醫護人員養成計畫」、1979年（民國68年）頒訂「臺灣省地方醫護人員養成計畫續辦計畫」、1989年（民國78年）頒訂「臺灣省地方醫護人員養成第三期十年計畫」，每個計畫各為期10年，分別委託私立高雄、臺北醫學院及臺灣省立臺中護理職業學校採單獨招生給予公費，並限定學生籍屬、年齡等條件，畢業後醫師服務10年，護士服務5年。自第3期10年計畫起，公費醫學生畢業後先分配至省立教學醫院接受醫師兩年（以家庭醫學科為原則）、牙醫師2年訓練。訓練期滿後，依規定分配至山地及離島地區衛生所服務，醫師7年、牙醫師6年、其他系科（護理、藥師及醫檢師）5年。第一期計招收原住民醫師70名、離島醫師10名及護士127名；第二期計招收原住民醫師51名、離島醫師22名及護士68名；第三期至民國82年為止，計招收原住民醫師34名、離島醫師9名及牙醫師15名等。

　　1994年（民國83年）修訂「臺灣省地方醫護人員養成第三期10年計畫」，委託私立高雄醫學院繼續招收醫師30名，藥師30名。另委託私力元培醫事技術專科學校招收離島護理師（五年制）38名，放射線技術科（五年制）38名。另為提升護理人員素質，對在臺灣省山地離島地區服務滿5年以上護理職校畢業，目前仍在職者，辦理甄試招收兩年制護專20名，以帶職帶薪方式進修。

　　1995年（民國84年），臺灣省政府為提升山地離島地區

醫療保健服務水準及品質，經報行政院核准修正「臺灣省地方醫護人員養成第三期計畫」，其醫學系、牙醫學系學生，畢業後先分配至區域醫院以上之醫院訓練。該養成計畫至民國84年為止，共計培育醫師187位、牙醫師41位、藥師7位、醫檢師10位、護理師12位、護士207位，未來將繼續招收醫師27名、護士52名、藥師25名及放射線技術師38名；以提供山地離島地區醫護人力。

2.加強山地離島地區現職醫護人員之專業技能

1987年（民國76年）、1990年（民國79年）及1993年（民國82年），分別委託臺北榮民總醫院辦理澎湖及山地地區通訊醫療教育訓練。

1990年、1993年及1994年（民國83年），分別委託臺灣省立桃園醫院辦理山地離島地區衛生所室護產人員臨床技能在職訓練，參訓者計約86名。

1995年（民國84年）分別委託臺灣省立桃園醫院及私立高雄醫學院辦理山地離島地區衛生所室護產人員臨床技能在職訓練，參訓者計40名。

1995年，委託私立高雄醫學院辦理山地離島地區衛生所醫師實驗檢查技術及放射線技術在職訓練，參訓者計約30名。

1990年起，補助山地離島地區衛生所室工作人員加值班費及返鄉交通費，以安定士氣。

（三）辦理巡迴醫療業務

　　為提供山地離島等交通不便且無開業醫師之偏遠地區村里民眾適當的醫療照顧，自1980年開始實施「加強偏遠地區巡迴醫療服務計畫」，由19所臺灣省立醫院及16縣衛生局，利用37部一般巡迴醫療車及2部口腔衛生巡迴醫療車，車上派駐醫師1名、僱用護士2名、司機1名，於全省山地、離島、沿海及無開業醫師之偏遠鄉鎮，辦理定點、定時的巡迴醫療服務。自1993年起之巡迴醫療工作，改由16個縣衛生局辦理。1994年起調整為新竹、苗栗、彰化、雲林、嘉義、臺南、臺東、花蓮、宜蘭、澎湖等10個縣衛生局及21個山地鄉衛生所辦理。

　　1995年，配合實施全民健保，針對巡迴點通盤檢討，視各地區之實際需要，分由新竹、苗栗、臺東及花連等四個縣，針對各轄特殊偏速地區辦理巡迴醫療，山地離島地區之巡迴醫療；則列為各該衛生所之經常性工作。

　　1989年（民國78年）為強化離島地區醫療資源，補助屏東縣衛生局購置32噸、14.25公尺長之「慈福號」救護船，隨時提供琉球鄉民眾緊急後送之服務。1994年補助臺灣省立澎湖醫院興建88噸、25公尺長之澎湖醫療船，內配置牙科治療臺、輸送型呼吸器、心臟電擊器、高壓消毒鍋、輸送型保溫箱及急救甘療設備等，於1995年9月10日首航啟用，由臺灣省

立澎湖醫院輪派醫師，於澎湖各離島辦理定點定時的巡迴醫
療工作。

　　1995年5月25日中央健康保險局公告「全民健康保險加強
山地離島地區醫療服務作業方案」，訂定支付山地離島地區
醫師巡迴醫療報酬相關規定，鼓勵醫師下鄉服務。

（四）辦理通訊醫療業務

　　為因應山地、離島及偏速地區之醫療需要，於1988年
（民國77年）11月16日依據醫師法第11條公告「澎湖縣辦理
離島通訊醫療實施計畫」，於澎湖地區11個衛生室實施通訊
醫療作業，由各指定之衛生所醫師，以通訊方式詢問患者病
情，施行診察，開給方劑，並囑由衛生室護理人員執行治
療：並公告通訊醫療之醫療項目、指定之醫師及護理人員、
通訊方式及使用藥品等。1990年8月20日公告「臺灣省山地鄉
試辦通訊醫療計畫」，於20個山地鄉衛生室，試辦通訊醫療
作業，並委託臺北榮民總醫院辦理山地地區通訊醫療教育訓
練。1993年委託臺北榮民總醫院辦理澎湖、嘉義地區通訊醫
療教育訓練。1995年2月更新辦理通訊醫療衛生所、室之傳真
機及其週邊設備，並補助花蓮縣秀林鄉天祥、和平衛生室及
澎湖縣鳥嶼、花嶼衛生室試辦電話影像機通訊醫療。10月2日
公告山地、離島地區通訊醫療實施地點及實施方式，實施地
點增加為145個衛生所室，重新修訂通訊醫療使用藥品種類

及增訂通訊醫療作業程序，供醫護人員執行之參考。1995年底，視通訊醫療實施地區之電信品質，補助宜蘭縣南澳鄉等39所衛生所室電話影像機，提高通訊醫療之實施品質。

（五）加強山地離島地區醫療資源

1990年臺灣省政府衛生處訂定「臺灣省立醫院協助山地離島衛生醫療服務要點」，各山地離島衛生所於缺乏醫師時，得由各該轄衛生局協商依該要點劃定之責任醫院調派醫師支援外，並調派養成計畫公費醫師至各省立醫院訓練，以充實山地離島地區醫師人力。

自1994年7月1日起，山地離島地區衛生所全面比照群體醫療執業中心模式辦理門診業務，收入盈餘分配方式亦比照辦理。另蘭嶼、綠島、琉球、望安及七美等5所衛生所，因地處離島交通不便，常受天候影響，支援不易，且收入盈餘有限，特訂定其盈餘分配額度標準，主任兼醫師8萬元、醫師（含牙醫師）60,000元、其他醫護人員10,000元，行政人員5,000元，如有不足由臺灣省政府衛生處平準基金補助，以鼓勵醫護人員服務及提升工作士氣。

1994年起將山地離島地區列為「醫療發展基金」獎勵區，以鼓勵私人前往山地離島地區開業。1995年4月，為因應全民健康保險開辦，協調離島地區軍方醫療加入全民健保特約機構：提供當地民眾醫療服務，於5月25日公告「全民健康

保險加強山地離島地區醫療服務作業方案」，明定於山地離島地區門診及急診就醫者免除部分負擔，提高山地離島地區特約醫療院所之門診支付標準及支付山地離島地區醫師巡迴醫療報酬等，以鼓勵私人醫師下鄉服務。

另為提升山地離島地區衛生所工作效率，減輕工作人員負擔，於1995年6月，於各衛生所全面建置資訊化系統。配合行政院「國家資訊通信基礎建設」，委託國立成功大學醫學院附設醫院及臺北榮民總醫院，規劃發展澎湖及金門竿離島地區遠距醫療會診系統，以提升離島地區的醫療品質。

（六）加強山地離島地區衛生業務

山地鄉居民以原住民居多，針對原住民之生活習性及文化特質，衛生單位加強辦理各項公共衛生業務，如：加強意外事故防治、酗酒防治、結核病防治、口腔衛生保健、A型肝炎防治、婦幼衛生及家庭計畫等衛教宣導工作，並編印各種衛教宣導單張。1994年，製作原住民各族群語系宣導教育錄影帶，強化疾病防治工作。

為瞭解山地離島鄉民眾的健康狀況及醫療需求，臺灣省公共衛生研究所自1981年（民國70年）起對各族原住民與衛生有關之特異習俗進行一民系列之研究，並自1982年（民國71年）起，連續5年對蘭嶼地區國民中小學生視力狀況作追蹤研究。行政院衛生署自1988-1990年（民國77年至79年）委託

中央研究院民族學研究所辦理「臺灣地區山地鄉居民健康狀況及醫療需求調查研究」。1992-1994年（民國81年至83年）委託臺灣省公共衛生研究所辦理「山地離島地區民眾健康狀況調查與醫療需求研究」及「山地及離島地區之衛生人力研究」。1981年委託臺灣大學醫學院辦理「原住民飲酒問題之預防五年計畫」。1993年委託高雄醫學院辦理「原住民健康研究室五年計畫」。1995年委託慈濟醫學院辦理「臺灣東部原住民嗜酒相關疾病及其防治計畫之研究（3年）」。

　　1994年訂定「山地鄉結核病人住院治療實施辦法」，積極發現山地鄉暨原住民結核病患，補助其醫療費用及生活費，鼓勵患者接受住院治療，並持續追蹤管理山地鄉暨原住民結核病患，以降低結核病罹病率。

參考資料

依能嘉炬：臺灣踏查日記。上、下冊。楊南郡譯註，遠流出版社，1996。

吉野直也：探尋臺灣的歷史─臺灣代誌，上下冊。創意力文化出版，1996。

楊碧川：臺灣歷始史年表。吳氏圖書出版，1988。

馬偕：馬偕博士的日記。陳宏文譯，人光出版社，1996。

林治品：基督教與臺灣。宇宙光出版社，1996。

太平境馬雅各紀念教會設教130週年紀念特刊，太平境馬雅各紀念教會，1995，頁18120。

賴永祥：教會史話9：臺灣基督教會醫學史。臺灣教會公報第1880期，1988年3月13日。

陳永興：臺灣醫療發展史。月旦，1997。

臺灣基督長老教會百年史，臺灣基督長老教會總會歷史委員會編，臺灣基督長老教會出版，1965。

小田俊郎：臺灣醫學50年。洪有錫，前衛出版社，1995。

李壬癸：臺灣平埔族的歷史與互動。常民出版，1997。

武田貞義：臺灣。南天，1996年（原1928年3版）。

臺灣歷史年表（1）-（4）國策中心，1990-1993。

賴永祥：教會史話232：馬偕談述本地醫生。臺灣教會公報第2158期。1993年7月11日。

林建成：消失中的後山地區原住民巫師與巫醫。海山文化雙月刊，199611：73-75。

冬聰凜：舊診所時代史料。臺灣基督長老教會新樓醫院重建十週年紀念編"健全豐盛的生命"，1995。

高正治：排灣族社會及其健康狀態。排灣文明研討會專輯，1997。

臺灣地區公共衛生發展史第1至第5冊，行政院衛生署編印，1995。

高雄醫學院35年史。1988年。高雄醫學院發行。

杜聰明回憶錄。杜聰明博士獎學金基金管理委員會，1973。

第二章
教會醫療傳道與偏鄉醫療

周恬弘

　　臺灣近代第一位西醫師、來自蘇格蘭的宣教師馬雅各醫師（Dr. James L. Maxwell）在160年前踏上臺灣的土地，1865年6月16日在臺南看西街租屋做為佈道和診療所，這不僅是他個人專業生涯的起點，更是教會團體在臺灣醫療傳道的里程碑，對臺灣偏鄉醫療有深遠的影響。

　　我們大致可以將臺灣的教會醫療傳道與偏鄉醫療分成三個階段，分別是：（一）19世紀下半葉長老教會的醫療開拓期、（二）20世紀中期二戰後教會醫療團體的醫療傳道期、（三）21世紀全民健保下教會醫院的多元服務期。

一、19世紀下半葉：長老教會的醫療傳道開拓期

　　臺灣醫界前輩杜聰明博士，在其《中西醫學史略》一書中將臺灣醫學史分為五個時期，其中第三個時期是1865年至1895年的教會醫學時代。這段時期最具代表性的三位醫療宣教師分別是馬雅各醫師、馬偕牧師（Rev. George Leslie Mackay）和蘭大衛醫師（Dr. David Landsborough），他們分別受英國長老教會與加拿大長老教會的差派，陸續來到臺灣，開辦佈道所、醫館和教會，逐漸演變成今天的臺南新樓醫院、臺北馬偕醫院和彰化基督教醫院。當時整個臺灣可說都是醫療的「偏鄉」，缺乏現代醫療人才、設施與資源，來自英國與加拿大的長老教會將西醫帶進臺灣，並結合醫療服務與傳道工作。

　　19世紀的臺灣，傳染病盛行，環境衛生條件不佳，民眾飽受疫病之苦，對醫療有迫切的需要，1860年在廈門的英國長老教會宣教師杜嘉德牧師（Rev. Douglas Carstairs）建議，將臺灣列入醫療傳道的宣教區，安排醫師背景的宣教師前來。

　　除了來臺第一位宣教師馬雅各是醫師之外，長老教會在1895年以前，來臺的20名男宣教師中有6名具有醫師的資格，比例超過四分之一；1945年前，60名男宣教師中21名是醫師，比例達三分之一強，而女性宣教師則多曾接受護士訓練。儘管有些宣教師不具醫護身分，但大多仍具備醫藥常識，像馬偕牧師就擅長拔牙與用藥。當時傳道團隊曾因治癒原住民部落大頭目的疾病，而贏得族人感謝與認同，進而使整個部落接受基督教信仰[1]。

　　1865年12月，馬雅各醫師在友人英商天利行職員必麒麟（William A. Pickering）的帶路下，前往臺南周邊的平埔社訪問，首次與平埔族和高山原住民接觸，並為他們施藥、醫治瘧疾，獲得相當正面的效果。這次平埔族醫療傳道的成功經驗使得馬雅各想要往更多平埔族進行醫療宣教。因此自1869年起，透過醫療服務與傳教工作的配搭，臺南附近的新市、木柵、柑仔林、拔馬（左鎮）、崗仔林等教會紛紛被設立起來[2]。

---

[1] 梁佩瑜，2004，《南部醫療傳道簡史及醫療傳道精神的探討》，臺南神學院道學碩士論文，25頁。

[2] 梁佩瑜，2004，《南部醫療傳道簡史及醫療傳道精神的探討》，臺

　　馬偕牧師從1872年起，以淡水為根據地，設立教會與偕醫館，展開醫療傳道工作。他的經歷與臺南的馬雅各醫師有不少共通之處，起初常受到民眾毀謗破壞與清兵惡意攪擾，但透過長期為貧民解除病痛，以及對偏遠山區的巡迴醫療與佈道，逐漸取得肯定與敬重。

　　馬偕在向差會的報告中提到他的服務方式主要是結合旅行、配藥和傳道。在臺灣的前7年，他留在淡水只有175天，其餘的時間則都和團隊在外巡迴旅行，反覆造訪北臺灣與宜蘭的各個村落與山區，挨家挨戶提供簡單的診療與配藥服務，然後進行傳道工作[3]。此外馬偕擅長以自製的拔齒器為患齲齒痛的民眾拔牙，他自述在臺灣總共拔了超過21000根牙齒，獲得相當豐碩的成果。

　　類似馬雅各醫師和馬偕牧師的巡迴醫療傳道方式一直延續至日治時期，1914年2月23日馬雅各醫師二世（Dr. James Laidlaw Maxwell, Jr.）與新樓醫院的傳道人員、助手，攜帶100磅重的藥品、聖經與傳單經打狗（高雄）、阿猴（屏東）、東港，步行到恆春，在該地區從事醫療傳道後，還至東部及離島繼續醫療傳道之旅。1915年2月25日來自加拿大的宣教師戴仁壽醫師（Dr. George Gushue-Taylor）在擔任新樓醫院院長時，和英國長老教會的宣教師何希仁牧師（Rev. Hope

---

南神學院道學碩士論文。

[3]　維基百科，條目「馬偕」，網址https://zh.wikipedia.org/zh-tw/%E9%A6%AC%E5%81%95，瀏覽日期2023年12月29日。

Moncrieff）前往澎湖諸島做醫療佈道事工[4]。

　　1924年戴仁壽醫師從英國進修回臺接任馬偕醫院院長，推動重啟馬偕醫院的計畫，並於1925年開辦固定的痲瘋病門診，免費治療來自全臺的病人。由於痲瘋病人日益增多，顧慮到本地的風俗民情，怕引起民眾對醫院的誤解與疑慮，於是購得醫院對面雙連教會的舊教堂，於1927年10月8日正式啟用臺灣第一所痲瘋病診所，當年登記有案的病患有187人，就診人次達5278人次，70%的患者病情有改善。

　　在戴醫師的建議與協助下，彰化基督教醫院與新樓醫院也分別在1926年和1931開辦痲瘋病特別門診[5]。另在戴醫師的提議下，長老教會1928年通過設立「臺灣癩病救助會」，準備籌設痲瘋病專門病院，1929年日本政府編列了33萬圓預算，接手興建「公立癩病院」，此即今日的「樂生療養院」。後來戴醫師募款在八里購得19甲土地，1931年6月開始興建「樂山園」痲瘋病院及療養所，過程遭遇許多阻撓與困難，但最後於1934年3月30日落成啟用。1936年戴仁壽醫生卸下馬偕院長一職，專心經營樂山園，由夫人彌拉女士擔任護理長，直至1940年11月30日被日本政府驅逐出境為止[6]。

---

[4]　梁佩瑜，2004，《南部醫療傳道簡史及醫療傳道精神的探討》，臺南神學院道學碩士論文，11頁。

[5]　董英義・陳秀麗撰，〈戴仁壽醫師傳 Dr. George Gushue-Taylor摘要〉，網址http://www.laijohn.com/archives/pm/Gushue-Taylor,G/biog/Tang,Egi/abstract.htm，瀏覽日期2023年12月30日。

[6]　潘稀祺，〈臺灣癩病宣教之父戴仁壽醫生〉，網址http://www.pct.org.

二、20世紀中期：二戰後教會醫療團體的醫療傳道期

第二次世界大戰後，臺灣迸發新一波教會醫療傳道與偏鄉醫療的能量，多個天主教差會與基督教教派陸續差派醫療宣教師到臺灣，展開偏鄉醫療宣教服務。原本天主教與基督教有許多團體從19世紀末期或20世紀初期起在中國進行宣教與醫療救濟服務，但二戰後共產黨逐漸控制中國，並對教會團體進行監控與迫害，使得這些教會團體不得不離開中國。

（一）山地原住民醫療服務

戰後最先來臺的教會醫療團體是基督教門諾會。1947年當時擔任臺灣基督長老教會山地傳道部長孫雅各牧師（Rev. James Dickson）與孫理蓮師母（Lillian Ruth Dickson），得知在中國從事醫療救濟工作的門諾會中央委員會（Mennonite Central Committee, MCC）準備離開中國，遂利用度假前往上海，邀請MCC轉移到臺灣為山地原住民從事醫療傳道與救濟服務。

---

tw/article_peop.aspx?strBlockID=B00007&strContentID=C2007013000001&strDesc=&strSiteID=&strCTID=CT0005&strASP=article_peop，瀏覽日期2023年12月30日。

　　1948年MCC派遣第一批工作人員到臺灣，與長老教會組成「門諾會山地巡迴醫療團」，以花蓮為基地，由醫護、傳道與翻譯人員組成團隊，開一輛改裝的美國軍用卡車，載運美援醫藥品、罐頭、與牛奶等補給品，跋山涉水進入偏遠地區行醫，這是臺灣歷史上第一個由專業人員組成，定期持續的山地巡迴醫療隊伍。MCC隔年於花蓮設立診所，免費為原住民看病與住院醫療服務。1950年門諾會宣教師高甘霖（Glen Graber）到臺灣接手門諾會山地巡迴醫療團之後，也在中央山脈西側開辦第二支巡迴醫療團，先後在竹東、埔里與屏東設立山地臨時診療所。

　　薄柔纜醫師（Dr. Roland Brown）於1953年到臺灣，加入門諾山地醫療團進行巡迴醫療，他並向門諾會提議籌建醫院，以長期在花蓮提供醫療服務。35床的門諾醫院於1955年落成啟用後，仍持續從事定期的山地巡迴醫療，足跡不僅只花東山區，並達綠島與蘭嶼，並於1973年設立玉里原住民診所。

　　除了醫療服務之外，門諾醫院很重視偏鄉的公共衛生，1971年在太魯閣部落推動社區發展計畫，興建排水溝與公廁，教導居民種菜，成立儲蓄互助社，改善村落的環境衛生與經濟；此外門諾醫院曾在布農馬遠部落實施戒酒計畫，運用匿名戒酒會（Alcoholics Anonymous）的模式成功幫助村民戒酒。

　　南投大同醫院的院長、也是牧師的謝緯醫師，在孫理蓮師母和高甘霖的邀請下，於1950年起參與中央山脈西側的門

諸山地巡迴醫療服務，常常在一天行程中診治500名以上的病人。有感於外籍醫護人員都自願來到臺灣，在極克難的環境下服務臺灣偏鄉民眾，謝緯牧師覺得身為一個臺灣人，更應該義不容辭為山區原住民診治，因此他不跟醫療團領津貼，而以純義務的方式投入。

醫療隊的主要服務地點多選在鄉公所、派出所以及學校。由牧師帶領唱詩與佈道開始，之後醫師為病人進行診療服務，主要病症為蛔蟲及頭蝨，以及簡易外科傷口處理，晚上則用幻燈片佈道及衛教。

1951年謝緯醫師在孫理蓮師母的建議下前往美國進修外科手術，1954年回國後，與孫理蓮在臺灣中部與南部積極推展多項重要的偏鄉醫療計畫，包括中部山區與偏鄉的醫療發展和臺南北門的烏腳病診療。

謝緯醫師與孫理蓮師母1955-1957年合作在埔里籌建兩間肺病（肺結核）療養院，並於1956年在埔里設立基督教山地中心診所，因病人就醫增多而逐步擴展，在世界展望會的捐助下，提出基督教山地醫院發展計畫，1960年先設立門診部，1962年成立埔里基督教山地醫院，1963年再轉型為埔里基督教醫院至今[7]。

7　陳金興著，2010年，《臺灣另類牧師、醫師──謝緯》，草根出版社。65-110頁。

（二）教會團體在西南沿海的醫療與烏腳病診療

　　1950年代嘉南沿海出現眾多烏腳病例，引起政府與醫學界的重視。1960年當時在北門鄉執醫的王金河醫師，接待日本神學大學教授法蘭克林博士（Dr. Sam Horace Franklin）到訪關心烏腳病人。法蘭克林教授了解後撰寫一份敘述此地烏腳病的狀況與需要的報告，寄發給熟識的友人與機構。孫理蓮師母因而得知並隨即到北門，由王金河醫師陪同探訪多位烏腳病人後，便表示她要提供烏腳病人所需的醫療，完全免費。請王金河醫師將有需要手術與住院治療的病人轉診到屏東基督教醫院或彰化基督教醫院，接受手術、醫治、裝義肢、復健之後，再送回北門。

　　後來為免去病人到屏東或彰化的路途奔波，1960年在當地設立「北門憐憫之門免費診所」，後來增設6張病床。1963年謝緯醫師與王金河醫師募款購地，由芥菜種會出資興建「基督教芥菜種會北門免費診所」，提供烏腳病與砂眼的治療服務，由王金河醫師擔任門診與住院的醫師，診療與照顧病人，由謝緯醫師擔任手術部的醫師，義務為病人開刀。北門烏腳病診所一直營運到1984年停辦[8]。

　　謝緯醫師希望臺灣基督徒醫師能夠自發負起照顧偏鄉

---

[8]　陳金興著，2010年，《臺灣另類牧師、醫師——謝緯》，草根出版社。116-126頁。

貧困病人的責任，因此在1961年邀請中部基督徒醫師組成
「（長老教會）臺中中會沿海醫療團」，以彰化縣草港地區
為根據地，每周一天舉辦巡迴義診活動。3年後謝緯醫師與
臺中中會沿海醫療團決定在彰化二林創立「基督教沿海巡迴
醫療醫院」（二林基督教醫院），做為巡迴醫療的永久基
地，提供沿海地區病人與疾病進一步的研究與治療，並附設
「小兒麻痺診療中心」。二林基督教醫院最特別之處是國內
第一間由臺灣人發起籌建，非由國外教會團體所設立，且一
開始便由臺灣人經營的教會醫院。

（三）天主教在宜蘭、澎湖、雲林、嘉義偏鄉的醫療傳道

　　二次戰後第一個來到臺灣從事醫療傳道的天主教差會是
靈醫會，靈醫會從1946年起在中國雲南設立兩間痲瘋病院，
之後也建立聖嘉民綜合醫院，並提供巡迴醫療，使得偏遠的
雲南居民獲得現代的醫療照護。但1949年中國共產黨掌權，
靈醫會於1952年被共產黨驅逐離開中國，受香港黎培理主教
派遣到臺灣，選擇在醫療資源缺乏的宜蘭羅東，租下僅有12
張病床的私人診所，作為醫療服務起點，兩個月後買下診
所，並自建擴充為20床的醫院，設立聖母醫院。

　　靈醫會於1959年在冬山鄉丸山村設立12床專治肺結核病
患的聖母分院，同時在許多宜蘭山地部落展開結合醫療與傳

道的工作，包括大同鄉的寒溪、松羅、崙埤、牛鬥、瑪崙、英士、四季、南山、留茂安等9個部落，並在南澳鄉設立天主堂與南澳醫院，由神父華思儉醫師在此定居、傳教與行醫。

　　1953年靈醫會馬仁光修士前往澎湖馬公，接手經營由聖母聖心會設立的「瑪利診所」，並於1957年將診所擴建為兩層樓建築，改名為「天主教靈醫會惠民醫院」。惠民醫院收容許多痲瘋病人、小兒麻痺、肺結核病人，除了醫院的診療業務之外，醫師與護理人員也常到各村落巡迴診療，並於白沙鄉設醫療站，方便偏鄉民眾就醫[9]。

　　1950年代雲嘉地區醫療相當缺乏，天主教嘉義教區計劃在此區域設立一家醫院，當時教區牛會卿主教與秘書畢耀遠神父（Rev. Anthony Pierrot），得知比利時有一位具備醫管和放射技術專業的松喬神父（Rev. Geoges Massin），於是聘請他來到雲林開辦醫院，很快地在虎尾買下一間興建到一半的診所，加以蓋好，於1955年成立天主教若瑟醫院，以治療皮膚傳染病與外科手術聞名，長期服務雲林鄉村的居民至今[10]。

　　中華聖母傳教修女會（簡稱中華聖母會）於1940年由田耕莘樞機主教在中國山東省陽穀教區朝城創立，從事教育、醫療、堂區牧靈和慈善安養等傳揚福音的工作。中華聖母會1952年由山東撤退來臺，並於1955年在嘉義縣梅山鄉設立會院。

---

[9]　郭約瑟，2022年，《落地扎根，綻放芳華：天主教靈醫會來臺70週年啟示實錄》，啟示出版社。

[10]　陳世賢、紀慧雯著，2008年，《松喬神父：若瑟醫院的老爹》，天主教若瑟醫院。

曾受內科醫學訓練的美籍華淑芳修女（Sister Mary Paul
Watts）於1959年到臺灣加入中華聖母會的行列後，決定在梅
山鄉設立「海星診所」，儘管當時山區交通不便，山路蜿蜒
又險峻，但修女們並不以為苦，華修女經常率領醫療團隊徒
步深入山區為病患看診，甚至親自以擔架將重症病患抬下山
治療。1962年海星診所隨中華聖母會會院遷至嘉義市，更名
「啟明診療所」，並於1966年1月1日在嘉義市民權路開辦聖
馬爾定醫院[11]。

（四）小兒麻痺症診治與療育

1950到1960年代臺灣小兒麻痺症盛行，每年約有500人罹
患，部分感染的病童肢體麻痺，造成終身殘障的遺憾。對小
兒麻痺患者的關注始於教會醫院，小兒麻痺的流行引起外籍
醫療宣教師的注意，埔里、嘉義與屏東基督教醫院，以及二
林喜樂保育院都積極為病童提供手術、物理治療、裝置支架
與鐵鞋，以及生活教養等協助[12]。

屏東基督教醫院在臺灣南端的醫療服務始於1953年美國
行道會在屏東開辦診所，1956年由挪威協力會接辦基督教診

---

[11]　〈溯源與扎根〉，聖馬爾定醫院網頁，網址http://www.stm.org.tw/
new/subsingle.aspx?md_id=44，瀏覽日期2024年1月27日。

[12]　張淑卿，〈小兒麻痺症史〉課程網頁，網址https://www.ihp.sinica.edu.
tw/~medicine/medical/2013/program_5-3.html，瀏覽日期2024年1月
27日。

所，展開山地巡迴醫療、痲瘋病人及肺結核病童救治。1958年挪威籍宣教士畢嘉士醫師（Dr. Olav Bjørgaas）設立治療結核病兒童的病房。1959年臺灣爆發小兒麻痺大流行，畢嘉士醫師邀請美國專精小兒麻痺專家醫師及物理治療師來臺，在診所進行小兒麻痺手術矯治及物理治療工作，並在國外教會與基督徒慈善家的捐助下，購地興建兒童療養院，1961年啟用，收治小兒麻痺及結核病病童。

　　1961年屏基進口美國沙賓疫苗為屏東地區4000名孩童免費接種，為臺灣第一次大規模接種小兒麻痺疫苗，並陸續擴充病房。1963年成立支架工廠，自製支架供小兒麻痺後遺症患童使用，也與屏東市仁愛國小合作開辦肢體殘障特殊班，開啟特殊教育的新頁，並協助創辦痲痺兒童之家，專收住院治療出院後之小兒麻痺病童，解決他們的住宿及教養問題，提供全方位的醫療、復健與教養的整合照護[13]。

　　嘉義基督教醫院的創辦人戴德森醫師（Dr. Marcy Ditmanson），應「美國信義會海外宣道部」之差派，1957年來到臺灣策劃醫療佈道事工。第一年他先到花蓮門諾醫院服務，並利用假期騎機車繞臺考察，發現當時雲嘉偏鄉醫療資源特別欠缺，因此在1958年遷居嘉義，在自宅開始診療工作與佈道所，並在鄉村及阿里山進行山地巡迴醫療。

　　1959年臺灣發生「八七水災」，中南部受災人數達25萬

---

[13] 〈大事記〉屏東基督教醫院官網，網址https://www.ptch.org.tw/_private/history/history_01.html，瀏覽日期2024年1月27日。

人以上，戴醫師和美國軍隊、宣教士及基督徒團體合作，直接將救援物資運送到超過40個遭受水災的市鎮，對於受災嚴重的村莊，提供每個人十天份的物資，並在國內外教會捐助支持下，巡迴災區治療了近2000名的患者[14]。

　　戴德森醫師在鄉村巡迴醫療時，常有焦急的父母帶著感染小兒麻痺症致肢體變形、無法正常行走的孩子，來醫療站請戴醫師檢查，讓戴醫師備感心疼，可是當時以診所的設備無法給予這些病童實質的協助。因此當1962年嘉基30床的醫院於現址興建落成後，便規劃了數張專門給兒童的病床，開始收治小兒麻痺兒童[15]，且在1967年成立小兒麻痺中心。在醫院，不僅開刀、治療免費，就連後續的復健及輔具，如支架、鐵鞋、拐杖等，都免費提供給病童使用。

　　戴醫師在收治小兒麻痺孩童的過程中，看到越來越多的病人肢體彎曲程度複雜，以及嚴重的脊椎變形側彎，但是戴醫師感覺自己須再進一步接受專門的訓練，才能治療脊椎側彎的病童。因此，戴醫師於1968年返美，50歲再度進入明尼蘇達大學醫學院附屬醫院，以住院醫師的身分進修骨科專科以及脊椎側彎手術。

　　1974年戴德森醫師回到嘉基擔任骨科主治醫師，1975年屏基畢嘉士院長邀請戴醫師到屏基，共同開創小兒麻痺病

---

[14] 〈大事記〉嘉義基督教醫院官網，網址https://www.cych.org.tw/milestone.aspx，瀏覽日期2024年1月27日。

[15] 劉淑慎，《心之所向》第7章，作者提供，尚未出版。

人脊椎側彎矯正手術事工，共同成立「臺灣脊椎側彎症基金會」，先後與沈守訓教授和張銓永醫師在屏基共同完成500多例脊椎側彎矯正手術，並將成果發表在骨科權威期刊《SPINE》，締造屏基成為當時世界八大脊椎側彎矯正中心之一，吸引美國、英國、日本、菲律賓及香港的醫師前來學習[16]。

三、21世紀：全民健保下教會醫院的多元 服務期

在經歷70-80年代臺灣經濟快速發展，以及全民健保開辦帶動的醫療擴充之後，許多教會醫院所在處已不再是醫療偏鄉，但是這些醫院仍然不忘初衷，在鄰近的山區、離島、無醫村等偏鄉設立診療站或提供巡迴醫療，至今教會醫院依然是偏遠醫療的代名詞。

從1990年起舉辦的「醫療奉獻獎」是對國內長期奉獻於偏鄉和基層醫療的醫師、護理、醫事、公衛與醫管人員、以及特殊貢獻的個人與團隊，最崇高與最具代表性的表揚，其中有教會醫院與教會信仰背景的得獎個人和團隊約佔一半，凸顯出教會醫院長久以來在偏遠醫療所扮演的獨特角色。

政府在1995年開辦全民健康保險，但是初期許多山地鄉與離島的醫療資源相對不足，形成「有健保卻無醫療」的情

---

[16] 劉淑慎，《心之所向》第7章，作者提供，尚未出版。

形。為彌補這樣的缺憾，健保署在1997年委託門諾醫院實施派醫師至花蓮縣秀林鄉衛生所駐診的示範計畫，開啟了最早由大型醫院支援山地離島醫療的先河，後來經過改善試辦計畫之後，健保署在1999年正式公告「全民健康保險山地離島地區醫療給付效益提昇計畫」（Integrated Delivery System，簡稱IDS計畫），鼓勵大型醫院與當地衛生所或診所合作，透過整合方式，提供山地離島地區住民所需的醫療服務，並發展在地化的醫療服務[17]。每一個山地鄉與離島都有一家區域醫院或醫學中心做為主責醫院，去結合當地的醫療院所，提供一般科與專科的連續性醫療服務，滿足當地的基本醫療需求。

2023年全國有47個山地與離島鄉鎮或地區實施IDS，其中17個由教會醫院承作，佔三分之一以上，包括馬偕總院（新竹縣尖石鄉）、新竹馬偕醫院（新竹縣五峰鄉）、臺東馬偕醫院（臺東縣金峰鄉、蘭嶼鄉、綠島鄉）、臺東基督教醫院（臺東縣延平、達仁鄉）、耕莘醫院（新竹縣尖石鄉）、羅東聖母醫院（宜蘭縣大同鄉、南澳鄉）、門諾醫院（花蓮縣卓溪鄉、萬榮鄉）、屏東基督教醫院（屏東縣霧臺鄉、三地門鄉、瑪家鄉）、埔里基督教醫院（南投縣仁愛鄉）、聖

---

[17] 〈提昇山地離島醫療照護，見證綠色奇蹟-「全民健康保險山地離島地區醫療給付效益提昇計畫-回顧與前瞻」研討會」，衛生福利部網頁，網址https://www.mohw.gov.tw/cp-3567-37754-1.html，瀏覽日期2024年1月27日。

馬爾定醫院與嘉義基督教醫院（嘉義縣縣阿里山鄉）。

　　現在偏鄉普遍的健康問題是無法治癒的慢性疾病和衰老，最需要的是照顧和陪伴。偏鄉雖然有了基本的醫療，但青壯人口外流，原有鄰里功能的式微，對照護的需求卻比以前來得更加迫切。

　　多家教會醫院如嘉基、門諾、耕莘、東基、埔基、聖馬爾定和屏基從1990年代末期便看到臺灣長期照顧的需要，開展並建構長照服務體系，在偏鄉提供醫療與長照的整合服務，像臺東基督教醫院在2002年成立一粒麥子社會福利基金會，投入臺東老人服務工作，在社區設立老人日托站，並承接臺東縣政府委辦的老人送餐、失能老人和身心障礙者居家服務，提供長輩生活的照顧服務。目前已擴展到花蓮、宜蘭、屏東、臺南、新北與臺北等縣市，提供社區整合照護服務[18]。嘉基在阿里山南端三個村除了執行IDS計畫之外，也結合雙福社會福利基金會和公部門的資源開辦文化健康站、失智據點、微型日照、原住民家庭服務中心和早療故事屋，為當地住民提供全人關懷照護。

　　在進入21世紀之後，多家教會醫院在服務量能達一定規模，管理制度較健全後，開始學習及實踐差會與宣教師的精神，積極運用自己的資源、政府的合作計畫或國外教會的網絡，去規劃與開展海外醫療人道與宣教服務，其中較具代表

---

[18]　1粒麥子社會福利基金會網頁，網址https://www.wheat.org.tw/Collapse. aspx?tid=118，瀏覽日期2024年1月28日。

性的計畫包括埔里基督教醫院協助布吉納法索建置醫療資訊與管理系統；屏東基督教醫院1994年開始海外醫療宣教服務，在泰國、緬甸邊境的佤邦設立醫療站，十多年的耕耘，建立一家200床的安邦醫院及四間分院，培育出百餘位醫護人員。在2002年到2008年間，屏基接受國合會委託，承辦臺灣駐馬拉威醫療團，進駐姆祖祖醫院，成為第一個負責政府醫療團的民間組織[19]。此外，馬偕醫院、彰化基督教醫院、嘉義基督教醫院也分別在聖文森、巴布亞紐幾內亞、史瓦帝尼等第三世界友邦從事醫療、公共衛生、婦幼健康或建立緊急醫療體系等服務。

偏遠醫療與傳道是大多數教會醫院的起源與DNA，教會醫療團體近160年來在臺灣偏鄉留下許多可歌可泣的事蹟。儘管臺灣的經濟、社會與醫療衛生環境在進30年來有長足的進步，但健康不平等仍是一大挑戰，且社會上存在許多容易被汙名化、忽略、冷門、非主流、不具利潤的醫療照護需求，如愛滋病與性病、精神疾病、新興傳染疾病、失智照護、菸害防治、特殊個案保護、自殺防治、意外事故防治、遊民／街友扶助、獨居弱勢長者照護、安寧臨終療護等。教會醫院和基督徒醫事人員將秉持耶穌的教導「做在最小的弟兄身上，就是為主服務」以及「哪裡有需要，就往哪裡去」的使命感，繼續投入各種「醫療偏鄉」服務。

---

[19] 「醫院特色」，屏東基督教醫院網頁，網址https://www.ptch.org.tw/_private/history/history_index.html，瀏覽日期2024年1月28日。

第三章
臺灣偏鄉醫療的
緣起與歷史演變

蔡篤堅，李孟智

一、前言

　　晚近現代臺灣偏鄉醫療的發展受全球化趨勢的影響，也和主流社會的醫療體制與習慣有著密切的互動關係，本章節就以原始歷史檔案和次級文獻資料加上相關的口述歷史訪談資料庫檔案為基礎，勾勒出臺灣現代偏鄉醫療的緣起與轉折，尤其是在全球化過程中與本地主流社會脈絡互動的關係。本章節以大航海時代和地緣政治與臺灣關係開始：首先說明帝國主義年代下臺灣偏鄉現代醫療和第一波教會醫療的緣起，之後注意到日本多花了13年的時間才真正征服部落為導引，勾勒日治時期臺灣偏鄉醫療的治理與主要轉折；接下來在新中國崛起和教會醫療再度轉赴臺灣的脈絡下，描繪二次戰後新國際情勢下多元教會貢獻；這時代轉換與巨變的脈絡中，特別著重制度的傳承與轉化，以此說明日治與美援銜接時期的偏鄉醫療機運開拓；而後以美援的到來，簡介農復會與衛生體系健全中的偏鄉醫療發展；接著臺灣經濟起飛帶動政治改革的背景中，分析群體醫療中心與新國家主義的興起；也接續引介晚近新的國際情勢，民主化浪潮中帶來偏鄉醫療國際化與在地化機運；最後，本章節以結合社區健康營造與原民運動的921的反饋作為歷史探索的終結，也在結論中勾勒出國中有國的新國家藍圖，尤其在原住民自治運動興起與主流文化反省中，彰顯偏鄉醫療不只與主流文化密不可

分，更能夠為臺灣整體帶來具有反省能力的前瞻視野，足以共同開創新國際醫療發展的機運與健康照護體系數位轉型的未來！

二、帝國主義年代下臺灣偏鄉醫療的新緣起

臺灣地屬亞熱帶，有文字記載以來呈現氣候溼熱，容易滋生蚊蟲，衛生環境與自然條件都充滿危險，於是被稱為「疫癘之地」。[1] 在漫長文明史中整個臺灣都位於邊陲，荷屬東印度公司為了貿易來臺建了普羅米遮城和熱蘭遮城，只是結合原住民族的佔領，非常小區域以商業為目的之開發。明鄭時期才帶來大規模的移民與漢醫，一府二鹿三艋甲興起，帶來的原民傳統醫療與漢醫並存的年代。一直到清朝末年，由於西洋傳教士透過醫療傳道的來臺宣教，臺灣才首次接觸到現代醫學。[2] 西洋的傳教士來臺，伴隨著帝國主義的興起與東方對殖民主義的反抗，在反殖民主義的鬥爭中塑造了全新的國際關係與臺灣發展的機會。而原本因生活困苦離開封建帝國統治的移民，以商立國，也能夠以比較寬容的態度面對西洋人士。因此第一位外科背景的西洋醫療宣教士來臺，就成功在當時首府，今之臺南看西街設立教堂與診所。由於立竿見影的外科技術廣受民眾歡迎，可是卻激起在地漢醫的

---

[1]　蔡篤堅，臺灣防疫小史未出版手稿。

[2]　蔡篤堅，2002，《臺灣外科醫療發展史》，臺北：唐山，頁16-22。

危機意識，於是中西醫地盤的爭執導致教堂與診所被焚毀，Maxwell 醫師於是轉往高雄旗后建議醫館，為原住民診療，開啟西方醫學在臺灣偏鄉醫療的序曲。而受救治的原住民部落不惜改變信仰跟隨，教會醫療獲得達大成功，也因此不管是後來在中臺灣的蘭大衛或是北臺灣的馬偕，都深入偏鄉原住民部落進行醫療宣道，鋪陳臺灣偏鄉醫療的新紀元。[34]

三、日治時期臺灣偏鄉的治理與轉折

1895年清朝因甲午戰爭戰敗於4月17日簽訂「馬關條約」，將臺灣、澎湖割讓給日本，5月29日日軍從澳底登陸，歷經約6個月的時間，才終於平定臺灣內部主要地區的反抗，可是多了13年來平定原住民部落，因此日本據臺50年，但是完整統治原住民部落只有37年。征臺之疫，日軍陣亡人數為4,806人，但真正戰死者僅有164人，其餘4,642人都是病故，其中又以瘧疾最為厲害。[56]於是對日本人來說，整個臺灣都是偏鄉，知名的民政長官後藤新平採用「生物學統治原理」，於統治初期採用「無方針主義」融入臺灣文化之後在指定足以動員臺灣主流社會的防疫政策，中央總督府和

---

3   莊永明，1998，《臺灣醫療史》，臺北：遠流。

4   蔡篤堅，2002，《臺灣外科醫療發展史》，臺北：唐山，頁16-22。

5   莊永明，1998，《臺灣醫療史》，臺北：遠流，頁68。

6   陳君愷，1992，日治時期臺灣醫生社會地位之研究，國立師範大學歷史研究所碩士論文。

地方的衛生課成立的目的在此，也快速建立公立醫院體系來
保障日本移民的安全，又設立「公醫制度」，有幾百名日本
醫師分派到全臺各地，視各鄉鎮的人口多寡置1至2名不等的
名額，這是日治時期偏鄉醫療第一波的生力軍，也扮演後藤
新平所期待文明拓殖者的角色。[7][8]陳雅苓碩士論文探索《臺
灣總督府公文類纂》中的公醫履歷，發現臺灣公醫在1908年
前全為日籍人士，是日本醫學校畢業或同等學歷者，由總督
府延攬給予開業許可證明。[9][10]至於臺籍醫師的培養最早來自
1897年在臺北病院中設置的「土人醫師養成所」，1899年繼
續創設了「臺灣總督府醫學校」。1908年後，臺灣總督府醫
學校畢業的醫師成為臺籍公醫也視地區需要，有時會委任當
地通過限地開業醫師考試的允許執行公醫業務，因此有原本
行醫的醫生透過限地開業醫師資格取得成為公醫。[11]1927年為
了提高醫師的素質，原只招收日籍、中學程度的「臺灣總督
府醫學專門部」開放臺灣學生就讀，改為「臺北醫學專門學
校」。1931年臺灣總督太田政弘扎示新理番政策大綱，其中

[7]　蔡篤堅，臺灣防疫小史未出版手稿。
[8]　陳雅苓，2009，日治時期臺灣公醫制度在地化，國立暨南大學歷史
　　秀碩士論文。
[9]　陳雅苓，2009，日治時期臺灣公醫制度在地化，國立暨南大學歷史
　　秀碩士論文。
[10]　蔡篤堅，2004，原住民醫療政策發展史：一個原住民醫護人員觀點
　　的研究」期末報告書，行政院衛生署。
[11]　陳雅苓，2009，日治時期臺灣公醫制度在地化，國立暨南大學歷史
　　秀碩士論文。

有關醫療衛生之內容為：「講究醫藥救療方法以減輕番人生活之苦痛」，希望以西方醫療取代原住民的傳統醫療，並將增加公醫，充實醫務機關。[12]1936年次成立「臺北帝國大學醫學部」，也就是現今臺大醫學院醫學系的前身，這些是正規醫師養成教育的演變，期間在正規醫師人力不足的地區也發展限地醫搭配警政系統逐漸取代延續到日據前期教會醫院執行的偏鄉醫療。[13][14]日人在臺灣50年的時間，衛生機關絕大多數時間是隸屬於警察機關，只有7年半左右的時間是屬於民政的部分，「衛生警察的設立對環境衛生的維護確實有很大的功效。」[15][16][17]

四、2次戰後新國際情勢下多元教會貢獻

1945年8月，日本投降，10月國民政府派軍隊來接收臺灣，臺灣歷史進入了另一個階段。戰爭中，日本人過去在臺灣所做的衛生建設遭受嚴重的破壞，許多衛生機關與醫療機

[12] 蔡篤堅，2004，原住民醫療政策發展史：一個原住民醫護人員觀點的研究」期末報告書，行政院衛生署。

[13] 胡惠德，2000年9月7日訪談稿。

[14] 陳雅苓，2009，日治時期臺灣公醫制度在地化，國立暨南大學歷史秀碩士論文。

[15] 鍾兆麟，2000年11月16日訪談稿。

[16] 蔡篤堅，臺灣防疫小史未出版手稿。

[17] 陳雅苓，2009，日治時期臺灣公醫制度在地化，國立暨南大學歷史秀碩士論文。

構都難逃戰火的摧殘，醫療物資的欠缺更是無需贅言。再者，過去衛生機關、業務的領導人都是日本人，戰後這些日本教授等都回去了，從大陸新過來的領導者做公共衛生的也不多，臺灣衛生工作一下子陷入群龍無首的狀況，人力與技術上都面臨青黃不接的窘境。與此同時，衛生機關也有巨大的改變，從警察機關獨立出來，於是強制性的力量削弱了，民眾的衛生習慣還未養成，公權力無法發揮，因此當時的公共衛生工作的困難，又增加了數倍！[18]各種新、舊的疫病遂於此時同時爆發，使戰後臺灣的公共衛生面臨嚴峻的挑戰，套句臺大教授林東明的玩笑話：「什麼都光復啦！什麼狂犬病、霍亂、鼠疫啦，這些通通也都光復了！」[19]，偏鄉醫療更是雪上加霜。[20]

　　還好基督教長老教會負責原住民部落的孫雅各牧師請來了門諾醫療團，在臺灣戰後偏鄉醫療體系崩解的時刻，帶著救濟原住民小朋友的牛奶等物資巡迴臺灣各個原住民部落從事義診，而且在各地區成立小診所，這些診所在1949新中國建立之後，由各個來自中國的教會群接手，門諾會最終落腳花蓮、同濟會接手臺東基督教醫院、挪威差會接手屏東基督教醫院、信義會接了嘉義基督醫院，結合謝緯牧師建立的埔里基督教醫院和臺灣路加傳道會成立的恆春基督教醫院，加

[18] 胡惠德，2000年9月7日訪談稿。
[19] 林東明，2000年10月23日訪談稿。
[20] 蔡篤堅，臺灣防疫小史未出版手稿。

上原本臺灣長老教會的新樓、彰基和馬偕醫院，以及孫牧師娘發展的 Bamboo Clinics，成為臺灣戰後教會醫療發展的重要基礎。同時天主教帶來的輔仁大學、培養第一代作家的耕莘文教院、蘭陽舞蹈團、羅東聖母醫院、桃園聖保祿醫院、北港若瑟醫院、嘉義聖馬爾定醫院、澎湖惠民醫院，加上建立漢生病的照護網絡，共同譜成豐富的臺灣偏鄉醫療的地景。[21][22]

五、日治與美援銜接時期的偏鄉醫療機運開拓

1945年11月1日，國民政府將衛生業務自警察機關獨立出來，改組為衛生局，隸屬於臺灣省行政長官公署民政處，局長由經利彬出任。日人遺留下來的臺北保健館、衛生試驗所、檢疫總所等相關機構，接收後亦受衛生局的監督指揮。1947年發生二二八事件之後撤廢臺灣省行政長官公署，改為「臺灣省政府」。5月15日第1任省主席魏道明抵臺，衛生機關再做調整，原民政處衛生局擴大、改組為「臺灣省政府衛生處」，由臺籍出身北京協和醫學院的顏春輝教授出任第1任處長。同時日人留下的11所府立醫院則改組為省立醫院，各衛生相關的研究單位或醫療院所，亦都一併劃歸衛生處之

[21] 蔡篤堅，2002，《臺灣外科醫療發展史》，臺北：唐山，頁16-22。
[22] 梁妃儀、陳怡霈、蔡篤堅，2008，《漢生病照顧者人物傳》，臺北：行政院衛生署。

下。1949年，國府在國共戰爭中失利，12月7日中央政府正式撤退來臺，中央最高衛生行政機關為自大陸遷臺的內政部衛生司，其下雖分五科掌各相關業務，但全部人員僅有20餘人，實際上對內之防疫、衛生等業務，仍是由省衛生處負責。[23]

　　衛生處之下，各縣市則設有「衛生院」為地方之衛生主管機關，除負責醫藥行政、防疫、保健、環境衛生之外，同時還附設有門診部，辦理基層醫療業務。就衛生院負責的業務來看，其功能是定位在「治療」與「預防」兼顧。胡惠德解釋：「衛生院的這個觀念主要是從大陸來的。大陸當時有個衛生組織的構成，主要是治療與預防合在一起，所以大陸的組織大綱規定要看病、做預防……等，包括所有的防疫工作。以前日治時代的衛生課是一種行政單位，兼一小部分的防疫工作，但不是醫院，不做醫療；而衛生院的想法是行政加上醫院的醫療，起碼要有基層的醫療，再加上預防的工作。」這樣的制度一直持續到了1960年代，隨著臺灣整個醫療環境的變化，將衛生院改做「衛生局」，從1961年起，各縣市衛生主管機關一律改稱「衛生局」迄今。[24][25]

---

[23]　林朝京，2003年4月8日，「臺灣衛生行政的變遷」授課講義。

[24]　胡惠德，2001年9月14日訪談稿。

[25]　行政院衛生署編輯，1995，《臺灣地區公共衛生發展史》，共5冊，臺北：中華民國行政院衛生署。

六、農復會與衛生體系健全中的偏鄉醫療

在各縣市設立衛生院的同時，基層的衛生組織也在積極的建置。首先著手的是偏遠的山地，將日治時代山地原有的公醫診療所改設為山地鄉衛生所，每個山地鄉都設一所，1946年共有30所。同時，又將日治時期之山地療養所及瘧疾防遏所改為村衛生分所，共101所，不久即改為衛生室，這些成為臺灣地區衛生所發展的雛型。1947年臺灣省衛生處成立後，對衛生所的設置更為積極，是年即增設至72所。1949年得中國農村復興聯合委員會（JCRR，即現今的農委會）之補助，在臺灣全省各鄉鎮區均分別設立衛生所。[26]

1950年國民政府正式遷臺後，針對山地部份，先後頒訂「山地施政要點」（1951）、「臺灣省山地人民生活改進運動辦法」（1952）、「促進山地行政建設計畫大綱」（1953）等，其中對如何增進山地衛生醫療資源的問題均有所著墨。針對山地衛生醫療問題，並設有「臺灣省山地衛生所與當地國民學校聯合推進山地衛生實施要點」（1951、1952）與「臺灣省山地衛生機構醫藥收支處理辦法」、「臺灣省山地鄉藥品、醫療設備基金管理委員會組織規程」，幫

---

[26] 行政院衛生署編輯，1995，《臺灣地區公共衛生發展史》，臺北：行政院衛生署，頁272。

助提升醫療衛生服務。[27]

　　當時參與這些計畫的果祐增回憶，衛生處處長顏春輝與技術室主任許子秋，開始著手研擬設立衛生所計畫。1950年進入衛生處的果祐增幾乎全省走透透，主要是去拜訪鄉鎮公所，說明農復會補助的方式、地方需自己承擔的部分。這個溝通的過程事實上並沒有遇到什麼困難，果祐增解釋：「那時候大家都是比較貧困的，你把珍貴的藥品、器材給我們拿來嘛！歡迎之至。」所以基本上地方都是非常歡迎。可是衛生所建立遇到最大的困難是在於人力，那時候衛生所主要只有4個人，1個衛生所主任，這一定要是醫師，另外1個是公共衛生護士、1個保健員、1個衛生稽查員。撇開偏遠地區大家本來就都不願意去，這4個人之中，其他3個人還比較容易找，但要找這個醫師，那可就不太容易了，主要就是因為那時候公務人員待遇並不好，比起開業醫更是天差地遠，所以實在沒有吸引力。當然，做為最基層的衛生單位，公共衛生方面衛生所扮演關鍵的角色，因此人員也需要經過一些相關的訓練。這計畫到了1960年，已完成臺灣地區每一鄉鎮區均有衛生所的理想狀態，當時的衛生所是一層樓、約為40至50坪的建築。[28]

---

[27] 高國曦、高正治、廖世傑、高靜懿、鴻義章、秋賢民、蔡篤堅，2005，「原住民健康照護政策白皮書——一個初步的探索」成果報告書，行政院衛生署。

[28] 果祐增，2000年10月6日、2000年10月17日訪談稿。

　　光復之初山地鄉的醫療資源與人力，主要是依侍日治時期遺留下來的基礎，30個山地鄉都設立衛生所，直到1975年梨山人口增多了才又增設一個。保障基本醫療人力後，有鑑於山地地區比較貧窮，1953年之後貧民就醫免費，一般人則開始酌收藥品成本費，以此做為山地醫療工作的基金。[29]1950年起在山地醫療衛生人員的培育方面，開始一連串的山地醫護人員訓練措施。1950年臺灣省政府先是調訓264名現有之山地衛生工作人員，次年舉辦山地醫師進修班；同時也發布「臺灣省山地代用助產士訓練辦法」與「臺灣省山地醫護佐理員訓練班設置辦法」，以支應山地醫療的需求。1958年9月，臺灣省政府衛生處委託私立高雄醫學院附設山地醫師醫學專修科，開始以公費的方式培養山地醫師。本專修科設置以來，於1958與1959兩年各招收一班，當時分有山地山胞、平地山胞與離島籍三種身分，各有一定的名額限制。1962年臺灣省山地醫師醫學專修科第1班學生畢業，分發到全省各山地、離島服務，暫時解決山地醫師缺乏之問題。

　　1968年臺灣省政府委員會通過「臺灣省山地籍醫護人員養成計劃」：分五年培養山地籍醫師30人，每年招生8名；護士兼具助產士資格100人，每年招生10名。自1969年起，再次分三階段辦理「臺灣省地方醫護人員養成計畫」，分別委託臺北醫學院、高雄醫學院及臺灣省立臺中護理職業學校

---

[29] 胡惠德五訪。

辦理。「臺灣省山地籍醫護人員養成計劃」自1969年實施以來，至1981年，共培訓出山地醫師22名、山地護士90名，服務期限分別是十年和五年。1969年開始實施之「臺灣省地方醫護人員養成計畫」，於1979頒訂「臺灣省地方醫護人員養成續辦計畫」，繼續養成教育，1989年又頒訂「臺灣省地方醫護人員養成第三期十年計畫」，一直是山地偏遠地區醫護人員的重要來源；然而施行十餘年的政策，卻在80年代面臨強烈的反彈與挑戰。新一代的公費養成醫師隨著時代的進步與資訊的發達，整個成長環境與早期的公費醫生有頗大的差距，許多人早已脫離原鄉的生活，參與公費養成計畫卻迫使他們必須重新去面對族群認同的問題，內在的衝突與掙扎也更具體的反映在面對分發與服務的態度上，但持平而論，就其目的而言，確實是一個成功的計畫。所以在1970年代初，臺灣省衛生所普遍缺乏醫師的惡劣環境條件下，山地鄉卻沒有發生這樣的問題，山地的醫療一直有基本的保障在。[30]

　　1970年7月10日立法院通過衛生署組織法，1971年3月17日正式成立，首任署長為顏春輝，其下設置醫政、藥政、防疫、保健、環境衛生五處，以加強行政指揮系統。[31]其實中華民國政府於1947年12月25日行憲後，曾設立衛生部直屬

---

[30] 高國曦、高正治、廖世傑、高靜懿、鴻義章、秋賢民、蔡篤堅，2005，「原住民健康照護政策白皮書——一個初步的探索」成果報告書，行政院衛生署。

[31] 行政院衛生署編輯，1995-1997，《臺灣地區公共衛生發展史》，臺北：行政院衛生署。

行政院，由周詒春出任部長，金寶善任政務次長，嚴慎予任
常務次長，但蔣介石來臺重建政府凍結憲法後，全國衛生行
政於內政部設衛生司負責，不過由於中央政府經費與人員編
制有限，業務多委託地方政府辦理，成立衛生署可說是中央
政府加速在臺建設的重要指標之一。衛生署的成立象徵著政
府對全國衛生業務的重視，從過去隸屬於內政部之下的衛生
司，提升到平行的部會，這行政層級的改變，確實有相當重
大的意義，但是當時從事公共衛生的條件還是非常的差，和
現在完全不能比。當時被顏署長延攬為第1任防疫處處長的
林朝京一點也不誇張的說，在他任內政府撥給防疫工作的經
費：「那是可怕的少耶！」當年我們國家的經濟沒有現在這
樣好，所以國家各部會的預算都很少。省衛生處及各縣市衛
生局雖然是縣市政府管，但是兼受衛生署之指揮監督，且各
縣市衛生局長的任命必須經衛生署長同意，所以也可以說是
衛生署管的。再者，衛生署沒有醫院，衛生處才有省立醫
院，所以衛生處長原則上是跟衛生署合作。」[32]

　　地方基層衛生組織方面，衛生所在設置之初，原是隸屬
於各縣市政府之下，但在1961年時，中央為加強地方自治，
提高鄉鎮市長職權，縣轄下之衛生所改隸於鄉鎮市公所，改
隸後縣衛生局無法直接發揮指揮監督功能，而鄉鎮市長只管
人事而不關心衛生業務，甚至有部分衛生所人員被派四處收

---

[32] 林朝京，2000年9月4日、2001年8月23日訪談稿。

稅，以提高稅收之情事發生，又加上地方人士派系影響，主
任兼任醫師嚴重流失，幾乎三分之一的衛生所沒有主任兼任
醫師，衛生所業務荒廢形同虛設。有鑑於此，胡惠德繼任衛
生處處長之後的第一要務，就是如何重整衛生所。他當即與
衛生署署長王金茂積極檢討研商，好不容易經省府及中央高
層同意，全省衛生所於1974年還隸屬各地衛生局。從此全國
的衛生業務，自中央到地方，即行政院衛生署、省衛生處、
各縣市衛生局、各鄉鎮區衛生所，連成一條鞭式的統一指揮
公共衛生體系，並配合各縣市有一所的省立醫院。[33]

　　當初在二戰後美援之農復會援助下所興建的衛生所，到
了1970年代，已經過一、二十年的時間，其建築、設備早已
不敷使用。在事權統一後，省衛生處同時開始重整全省衛生
所，重建或整建，並重視其設備，增加人員並加強訓練，使
其能負起基層衛生保健之責任，恢復民眾對衛生所之信心。
自1976年起，衛生處即開始著手逐年擴建及修建當時臺灣省
已設之347所衛生所。這是臺灣第一波的衛生所整建，至1979
年已完成其中164所的整建工程，其餘的則改由衛生署之「加
強農村醫療保健計畫」繼續執行。[34]衛生所的數目方面，因
臺北市與高雄市於1967、1979年分別改制為院轄市，是臺灣

[33] 李孟智：台灣山地鄉醫療與保健之現況及檢討。衛生行政1981, 1(4)：
61-69。
[34] 蔡篤堅、李孟智：美援對台灣二戰後醫療衛生發展影響。台灣衛誌
2021, 40(6)：600-10。

地區之衛生所組織的兩次重大的行政區分改變。在扣除北、
高兩市所轄之衛生所之後，臺灣省共有336所鄉鎮市區衛生
所，及衛生室325室（山地村182室、離島13室，大陳義胞村
12室、平地村118室），村里衛生工作巡迴站400站。如此至
1991年，衛生所數目均未再增加。

七、群體醫療中心與新國家主義的興起

第二波的衛生所整建計畫，則是隨著1980年代「群體醫
療執業中心」的實施而來。1983年，政府宣布試辦群體醫療
執業中心及基層保健服務中心，為配合中心的開設，政府投
注大筆經費改建衛生所硬體建築為兩層樓之建築。之後更將
之列入醫療網計畫之重點工作，陸續興建了近500坪的房舍，
供衛生所使用，基層醫療服務再次得到加強。[31]

群體醫療執業中心的興起，延續著保釣運動之後百萬小
時的奉獻以及鄉土文學運動興起後，學生、尤其是醫學生偏
鄉服務的浪潮，其中的翹楚是建立鹿谷農會醫院的許國敏院
長，以及於貢寮衛生所建立偏鄉合作的李建廷，完整的社區
醫療加上保險的初步規劃，成為國家健全基層與偏鄉醫療的
新典範。在中壢事件和美麗島事件之後，加上林口長庚醫院
的興起，由國家醫院支援偏鄉醫療成為蔣經國總統爭取民心
的新政策之一，可惜不固定的醫師輪調並無法爭取到偏鄉民
眾的認同，以至於儘管有臺北名醫支援的衛生所，仍然門可

羅雀，還好有偏鄉服務經驗的陽明公費醫師畢業。第1屆的
代表人物是徐永年，在雲林縣四湖鄉採取和民眾和社區領袖
喝老人茶建立交情的方式讓村民接受，終於創造出四湖鄉衛
生所非凡的門診量，也因此確定了搭配陽明公費醫師的群體
醫療執業中心政策，也要求臺大配合。搭配許子秋回國衛生
署提升到政務官的層次，葉金川、楊漢泉成為新一波醫療國
家主義的策劃與執行者，臺灣大學接手貢寮衛生所由李世代
醫師出任主任，在鹿谷由群體醫療中心取代原本民間自發的
農會醫院，群體醫療執業中心搭配榮總臺大以及所有公立醫
院的改建，興起了戰後最大的國家體系介入醫療體系健全偏
鄉醫療的浪潮，而陽明第7屆在校生除了透過系刊醫訊採訪
為這一波國家政策留下基本資料，也在校刊《神農坡》發表
「醫政、話陽明十年，校政、說百年樹人」專題留下歷史紀
錄與反省空間。[35][36]

　　在國家政策主導下，李建廷主任獲得赴約翰霍普金斯大
學進修的機會，臺大也提供李建廷講師的教職，不過志在偏
鄉的李建廷醫師最後婉拒臺大的好意，提供主動前來接受社
區醫學訓練的黃威詔等醫學生之後，就決定遠赴更為偏遠的
高樹鄉建立社區醫療模式。採訪偏鄉醫療的陽明學生也因緣
認識了臺灣環境污染和核四的的議題，在季偉珠、張曉風老
師等的帶領下，希望打破醫療本位主義來從事偏鄉服務。而

---

[35]　陳家豪、蘇俊毅主編1985神農坡，陽明醫學系學會出版
[36]　蔡篤堅主編1984醫訊1-4期，陽明醫學系學會出版

在參與鹿港反杜邦和三晃農藥廠汙染抗爭事件後，加入臺大
教授張國龍、王榮德環保議題關注，請來楊憲宏和林美娜等
知名記者擴大視野結合醫療與工業衛生的重視。臺灣偏鄉醫
療成為政策執行與反思的重要場域，擴大的醫師與醫學生的
格局，徐永年、葉金川、楊漢泉、李建廷、李世代都成為國
家相關醫療與長照政策重要的領導人，這是之後的事。[37]

八、民主化浪潮中帶來偏鄉醫療國際化與 在地化機運

經過80年代的洗禮，朝野對弱勢團體與各式的不平等都
有所醒覺，原住民的權益也愈來愈被重視，衛生署1991年1
月的「建立醫療網第二期計畫」，首次有獨立的章節來規劃
山地鄉醫療保健業務，顯見政府對山地醫療的重視。政策之
外，政府也開始投入相當的研究經費在原住民的研究上，如
1991年開始委託臺灣大學醫學院辦理「原住民飲酒問題之預
防五年計畫」、1992年委託臺灣省公共衛生研究所辦理「山
地離島地區民眾健康狀況調查與醫療需求研究」與「山地
及離島地區之衛生人力研究」、1993年委託高雄醫學院辦理

---

[37] Tsai, Duujian, 1996, Transformation of Physicians' Public Identities in Taiwan and the United States: A Comparative and Historical Analysis of Ambivalence, Public Policy, and Civil Society, Ph. D. Dissertation in Sociology, University of Michigan, Ann Arbor。

「原住民健康研究室五年計畫」、1995委託慈濟醫學學院辦理為期三年之「臺灣東部原住民嗜酒相關疾病及其防治計畫之研究」等等。

原住民的醫師養成計畫到1990年代有一些重要的變化，首先是北醫公費生的停辦。如前所述，1980年代原住民公費生對養成計畫有許多的反彈，和衛生處的幾次溝通協商也常常出現火爆的場面，最後不歡而散。或許因為臺北的資訊比較豐富，風氣比較開放，社會運動流行，所以這些活動往往是由北醫的公費生在發動。雖然養成計畫確實有一些問題，對於他們的訓練、服務有一些做法值得再商榷，但這樣激烈的反應方式比較早期的公費生並不認同，1960年代開始服務的第一批公費醫師，這時候都已經有相當的社會地位，甚至有的是省議員，有的是省府委員，他們決定還是將原住民公費醫師的養成教育通通移回高醫。於是在精省後的關鍵會議，高醫成功的爭取到續辦原住民公費醫師養成的計畫，甚至還增加了牙醫師的名額，「臺灣省地方醫護人員養成續辦計畫」1999年7月開始實施，有關醫師、牙醫師之養成委託高雄醫學大學、臺北醫學大學與慈濟大學辦理[38]，所以就由這三個學校輪流主辦招生考試，每年每校收兩名。

1993年聯合國訂為「國際原住民年」，國內的原住民運

---

[38] 臺北醫學院（臺北醫學大學前身）於民國58年至83年，以及89年迄今接參與培訓山地暨離島公費醫師，慈濟大學則是自89年開始參與。

動也在過去的基礎上更加蓬勃的發展，在1994年8月的憲法修正條文中，「原住民」已正式取代「山胞」的稱呼，為確立原住民地位的重要標竿。1996年12月，行政院原住民族委員會正式成立，原住民終於擁有為自己發聲的管道，此後各項原住民政策轉為積極。行政院原民會底下設立衛生福利處，衛生署醫政處也成立了山地離島衛生科。[39]

在民主化劇烈變動的浪潮中，高雄縣長余陳月瑛提出的農民保險不只鋪陳了我國由農保到健保的國家政策發展方向，也是另一波偏鄉醫療再度成為國家政策而嘉惠全民的案例。1995年3月1日實施的全民健康保險標示臺灣醫療進入一個全新的紀元，配合全民健保的實施，1995年5月行政院衛生署公告「全民健康保險加強山地離島地區醫療作業方案」。全民健康保險開始實施三年後，臺灣一般民眾納保率為96%，原住民卻只達85%，且常常中斷；因此政府訂定保費補助方案，對於合乎第6類第2目資格之20歲以下及55歲以上原住民（約54,000人）給予全額的健保費補助。另因蘭嶼孤懸海外，收入不敷繳納保費，因而所有蘭嶼原住民之健保費用全由政府補助。按理而言，原住民納保率應接近100%，基本上原住民應可獲得與臺灣地區民眾同等之醫療照護，然實際顯示其醫療照護之可近性與可利用性仍不甚理想。1999年吳

---

[39] 高國曦、高正治、廖世傑、高靜懿、鴻義章、秋賢民、蔡篤堅，2005，「原住民健康照護政策白皮書——一個初步的探索」成果報告書，行政院衛生署。

聖良[40]等人的研究指出，民國88年原住民每人住院0.18次較臺灣地區的0.12次高；門診平均12.0次較臺灣地區的14.6次低，其中原住民中醫門診及牙醫門診一年平均每人0.5次及0.6次皆只有臺灣地區中醫門診及牙醫門診利用的一半。預期原住民看病及住院次數應比臺灣地區高出一倍以上，目前資料表示原住民醫療服務的利用率仍有大幅改善空間。[41]海外同鄉會、臺獨聯盟、北美洲教授會和醫師會的返國浪潮，也帶動偏鄉醫療的新發展動力。頂尖的神經外科醫師黃勝雄至海外返國出任門諾醫院院長，懷抱著貢獻臺灣偏鄉的醫療宣教熱忱，帶來身為印地安美國人的醫師出任門諾醫院社區醫學部主任，希望在健保實施後以整合醫療輸送（Integrated Delivery System, IDS）的模式來解決原住民部落醫療可近性不足的問題。

　　也許是語言文化的隔閡，門諾醫院的 IDS 造成了與秀林鄉有史以來最大的衝突，再充滿挫折的成果發表會上，曾在美國教授原住民與文化接觸必修課程的蔡篤堅認同黃勝雄的理想，說服在場長年服務偏鄉原住民並歷經支援瓦邦醫療社區體系發展的屏東基督教醫院團隊嘗試提出此計畫。在簡肇明董事長的權力授權之下，屏基蔡朝仁院長特別指派張秉華

---

[40] 原住民健康情形之研究，吳聖良、張鳳琴、呂孟穎，公共衛生，第28卷第1期，第1-21頁，民國90年。

[41] 高國曦、高正治、廖世傑、高靜懿、鴻義章、秋賢民、蔡篤堅，2005，「原住民健康照護政策白皮書──1個初步的探索」成果報告書，行政院衛生署。

專員全力配合，採取醫院部落平等夥伴關係的方式進行規劃，過程中也協助三地門鄉衛生所主任謝德貴和牡丹鄉衛生所主任董森號召發起成立原住民醫學會，過程中感動了國小老師陳榮政和學校校護陳寶玉義務參與共同撰寫原住民醫學會章程。屏基也以進部落醫療團歸衛生所指揮，而下山後部落衛生所同仁聽從屏基的規劃，以此平等互惠關係屏基正式提出包括瑪家鄉、三地門鄉和霧臺鄉的 IDS 計畫，健保局也依次經驗全面推廣，衛生署也成為第一個主動支持並落實原住民自治的部會。醫院與部落夥伴關係其中的一個重要的特色，是看見需求者的能力並進行賦權，也是屏基瓦邦計畫的核心價值，之後蔡篤堅和彰化基督教醫院合作，災後一星期之內在921地震央的集集鎮成功整合在地災民的能力，為臺灣社區總體營造和健康營造奠立了新動力。也於2003年 SARS 肆虐臺北市時成功地在受感染者最多、死亡率最高、隔離人數最多的臺北市忠勤里建立了「自助、互助、他助」的社區防疫方式。之後包括屏東基督教醫院、參與921救災的代表，以及臺北市忠勤里的夥伴共同成立的智庫型法人，臺灣社會改造協會協助衛生署與 SARS 之後導入 WHO 健康城市的概念形成政策，陳榮政老師和陳寶玉校護決定轉換人生志向，前來就讀陽明大學衛生福利研究所，陳榮政出國攻讀博士學位投身高等教育成為政大院長，陳寶玉歷任衛生局官員後成為醫學中心高雄榮總的研究員。

　　整體而言，邁入2000年，臺灣的原住民運動有了突破

性的進展，憲法增修條文第10條第10項與第11項分別規定
「國家肯定多元文化，並積極維護發展原住民族語言及文
化。」、「國家應依民族意願，保障原住民族之地位與政治
參與，並對其教育文化、交通水利、衛生醫療、經濟土地及
社會福利事業予以保障扶助並促其發展。」在衛生政策方
面，在2001年新的醫療網計畫中，「山地離島」業務併入這
個新世紀的醫療照護計畫，與過去不同的是在計畫內容的章
節歸屬上，已不在附屬於「加強基層醫療保健服務」，而是
與「緊急醫療」、「精神疾病防治」與「長期照護」並列四
大特殊群體醫療照護之計畫內容，名稱亦修正為「加強山地
離島及原住民醫療保健服務」，這也是在過去一系列的醫療
網計畫中，除山地居民外，首次出現「原住民」之稱呼。[42]

九、結合社區健康營造與原民運動的921的反饋

　　臺灣偏鄉醫療看見需求者能力的經驗，反饋主流社會產
生重大而深遠的影響，一在於導引而快速地摸索出結合社區
總體營造的921災後重建經驗，二在 SARS 爆發時成為重災區
臺北市和飽受威脅的新北市發展互助家庭導向社區防疫的指
引，進而成為挑戰2008新故鄉計畫的國家建設藍圖。在這過

---

[42] 高國曦、高正治、廖世傑、高靜懿、鴻義章、秋賢民、蔡篤堅，
　　2005，「原住民健康照護政策白皮書——一個初步的探索」成果報
　　告書，行政院衛生署。

程中，也確立了國中有國的原住民政策，臺灣有史以來第1次學習美國的反省精神，將原住民視為 first nation，願意在憲法上給予平等的地位，衛生署也拔擢原住民醫師林慶豐出任科長統籌原住民醫療事務，不只成為新國家認同形成的先驅部會，也規劃原住民醫療政策白皮書，並以口述歷史結合部落健康營造來落實融入文化復興的偏鄉醫療衛生新視野。[43]

於此脈絡之下，衛生署決定委託蔡篤堅統籌策劃我國之原住民健康照護政策白皮書，讓本國原住民之健康能夠受到更大的重視與保障，因此採取參與式規劃結合質性資料與量化資料的方式彙整，確認相關議題與優先順序，完成我國之原住民健康照護政策白皮書。此計劃執行時同時做進行資源整合和部落共識凝聚的介入，協助所接觸的原住民部落發展相關的能力，達到充能的效果，以臺灣社會改造協會結合原住民醫學會，共同組成後勤支援的團隊，計畫執行的同時也配合國家更大的社區總體營造政策，幫助不同的部落向各部會申請計畫，由白皮書計畫執行團隊扮演充能的角色，尤其避免以本身的價值強加於不同的原住民部落之上。其次，在社區營造的過程中，不向社區推薦變通的選擇辦法，也就是不讓社區在外界的壓力下做出選擇。營造開始的時候，要注意原住民部落內部的問題，包括派系傾軋問題和政治權威

---

[43] 蔡篤堅，2013，〈探詢心中的認同群像：應用口述歷史於邊緣境遇的社會工程實踐〉，於李向玉主編，《眾聲平等：華人社會口述歷史的理論與實務》，澳門：澳門理工學院，頁194-223。

分散問題，整個社區分散成為許多非正式但卻彼此競爭的小團體，沒以可以動員整個社區集中的政治權威，因此家族無形中提供了重要的社會控制作用，也在敵對勢力之間創造出一種社會秩序。在這樣的過程裡，健康營造者訂定議題的時候，一定要形成一個能夠相互支持一個局部的優勢，妥善運用議題正面的作用來化解既存的衝突，來促進大家共同團結；形成一個局部的相對優勢，由這相對的優勢出發，逐漸的擴大，然後用包容異己或是包容其他不同勢力的方式來做整合。

其實在原住民地區裡，所有的部落都可說是一個差異共同體。如果原住民部落區裡面成為差異共同體的話，對臺灣目前社會的整體的族群還有社會文化的紛爭，也會是一個非常好的借鏡和學習的機會。所以白皮書研究團隊擬定的方向就是說加強採擷與保留原住民歷史、語言、文化、傳統醫療，從而建立原住民知識體系，然後用多元的觀點進行共識會議，透過對話來解決衝突的問題，建立以部落和社區為本位的原住民健康教育。原住民參與必須抵制殖民中心思想、建立民族自信心，以擺脫原住民被消音、被邊緣化的命運，這非常重要，只有這樣的方式才能建立部落自主。在執行計畫的過程中，研究團隊發現原住民社區在長期照護方面做得非常好，所以好的原住民部落營造的方式，事實上可以帶給漢人社區的營造的很好的借鏡。對於臺灣的主流社會來說，我們建議帶動更為深刻的文化反省與自覺，可以對照原住民

部落的經驗作為鏡子，來反省原來制定原住民政策時，我們本身的價值預設何在？，瞭解主流文化自己的價值預設，也才能夠瞭解整個臺灣社會與醫療體系到底往什麼樣的方向演變，又由何改造的可能與需要。

也因此，白皮書計畫的執行是由訪談與共識會議呈現的質性研究發現開始整理，因為這樣的資料最能夠突顯原住民本身的文化價值與邏輯，也能夠賦予之前「原住民健康與政策」現況章節所描述相關數據與趨勢的意義；之後我們以質性資料為基礎來設計問卷，希望擴大共識會議的成果，也分析檢討影響原住民健康滿意度的主要因素；最後融入以原住民醫療與健康營造發展經驗所衍生的長期照護與研究倫理相關的議題，對主流社會提出建言，並以此為基礎勾勒出原住民健康發展的政策建議，以下是當時共識會議分工的藍圖：

區域		分布鄉鎮市區	共識會議主持人
都會原住民	北部都會原住民區	基隆市、台北縣市、桃園縣、新竹縣、苗栗縣、及宜蘭縣	鍾文政
	中部都會原住民區	台中縣市、彰化縣、雲林縣、嘉義縣	秋賢民
	南部都會原住民區	台南縣、高雄縣市及屏東市	高正治

區域		分布鄉鎮市區	共識會議主持人
山地鄉原住民	北區	烏來鄉、大同鄉、南澳鄉、桃園縣、復興鄉、新竹縣、尖石鄉、五峰鄉、苗栗縣、泰安鄉	高靜懿、秋賢民、蔡篤堅、鴻義章
	中區	和平鄉、信義鄉、仁愛鄉、阿里山鄉	秋賢民
	南區	茂林鄉、桃源鄉、三民鄉、三地門鄉、霧臺鄉、瑪家鄉、泰武鄉、來義鄉、春日鄉、獅子鄉、牡丹鄉	高正治
	花蓮	秀林鄉、萬榮鄉、卓溪鄉	高靜懿、鴻義章
	臺東	延平鄉、海端鄉、達仁鄉、金峰鄉、蘭嶼鄉	高正治、高靜懿

　　真誠地面對原住民部落健康議題所遭逢的困境，務實地由生命倫理與文化反省的面向重新檢討原住民部落與主流社會的權力不平等關係，以及借重滲入了解原住民文化後對相關人員能力與思想的尊重，當時白皮書計畫團隊有兩大發現。一是在檢討生物殖民對原住民身體與基因的掠奪時，參酌部落健康營造所發展健康公約的社會機制，以此為基礎建立了足以領導全球思潮的群體同運作機制與模式，不僅解決既有的研究倫理問題，也為臺灣基因資訊銀行的建置奠立了嶄新的里程碑。二是發現原住民地段護理人員，在資源缺乏的環境中，面對人口老化的議題，以非常具有創意的前瞻性

思維，將部落健康營造與長期照護結合為一，並於社區中開
發資源，鼓勵社區中受照顧者的家屬與失業的人士受訓成為
居家服務員，為臺灣社區化長期照護的發展建立全新的、值
得提倡與推廣的典範，也塑造了未來衛生所功能轉型的可能
方向。我們發現，在諸多面向原住民部落相關知識分子的思
考，已然成為導引臺灣社會擺脫困境，並積極迎向未來科技
發展與社福醫療體系重塑這兩項艱鉅的任務，立下了良好的
基礎。[44]

十、總結與前瞻

　　臺灣偏鄉醫療扮演西方現代醫學來臺灣的灘頭堡，也在
多元的國際關係以及地緣政治的演變中，不斷地帶給臺灣主
流社會新的希望與反省，而臺灣民主運動本身也反饋偏鄉醫
療帶來新的文化認同以及部落自主的動力，兩者相互連結激
盪，孕育了臺灣嶄新的社會與醫療發展動力，也開創了更具
包容性的文化認同與國際視野，扮演不斷嘉惠臺灣主流社會
的領航人，偏鄉與後山實際上是我們的先行者和領路人。舉
例來說，原住民地區在資源有限的情況之下，卻是最早將部
落健康營造與長照做結合，這方面其他地方還做不到，也因

---

[44] 高國曦、高正治、廖世傑、高靜懿、鴻義章、秋賢民、蔡篤堅，
2005，「原住民健康照護政策白皮書──一個初步的探索」成果報
告書，行政院衛生署。

此，本章節最後就以這段歷史作為重要的借鏡，展望未來。
本章節因此呼應原住名政策白皮書做以下建議：

1. 我們應該投入更高的資源在原住民地區
2. 原住民地區比較單純可以作為實驗區，幫助比較複雜的地區做後續的發展規劃，如結合社區健康營造與社區化長期照護的衛生所功能改造，以及基層人員轉型。
3. 原住民高度的自治是保障原住民住健康方面能夠提升，而且做到很好的資源整合，因為在地的醫護人員或志工對於原鄉的認同感，促使在地人才會更全面的關照資源整合的問題，認同感原住民自治的重要性。
4. 部落文化與健康意識的自覺，還有大環境政策的支持，讓我們的原住民地區可以超越澳洲跟紐西蘭不相上下。
5. 未來原住民健康政策的規劃或是資源分配時，我們應該要根據人口比和地緣的關係，相對的挹注較多的資源在人口少，但是地緣關係比較困難的地方，資源的配置應該依據原住民地區人口城鄉發展及地緣關係，不能把國家的醫療資源放在非常狹小的土地裡面，應該需要更公平的機制來處理，因為平地人也會到原住民地區旅遊，不能說離開都會區所有人都變成二等公民，這些東西受惠的是全國的人民，而不是只有原住民，在急性醫療及整體醫療得支持。本建議在於確保大家都有健保的前提之下能夠有比較公平的可近性及

相對的舒適性。

6. 原住民人才的培育必須要更有系統，並且要有輔導的機制。輔導機制主要是希望未來培訓原住民醫事人才的學校，能著重在包含整個訓練內容的未來就業規劃。設備的充實應該是讓資源運用共識會議做整體的落實，經過這次的共識會議，原住民容易凝聚共識，所以應該是讓他們把握自治的方向，政府作為參與式政策決策的平臺和資源配置的平臺，由在地的原住民社區參與共同制訂政策來落實政策及設備能夠用在刀口上。

7. 原住民的衛生所應該前瞻性的轉型成規劃單位，能夠統籌資源的規劃單位，過去的部落健康營造成果已經發展規劃的能力，因此，部落健康營造如何充能，把衛生所的業務接到健康自主管理那一塊，發展由好的社區來帶不好的社區的模式，協助提升整體能夠有政策發展的能力。

第四章
臺灣山地偏鄉醫療政策之演進

劉景寬

　　臺灣本島地形複雜，高山陡峭、溪流湍急、災害頻繁，山區交通自古便十分艱難；而離島則分散四周，受海水與天候阻隔而往來不易，亦難以集中資源。由於醫療資源普遍缺乏，山地與離島地區長期以來與臺灣西部平原的都會區有很大的城鄉差距。其次由於山地與離島地區居民之生活習慣、風俗文化、經濟活動有其特殊性，居民的公衛條件與健康不平等問題長期存在。雖然1995年臺灣實施全民健康保險，基本上含括山地與離島之偏鄉居民，但事實上「有保險、無醫療」是偏鄉地區常見的情景，也是我國衛生政策中須致力改善的課題。

一、自古以來的偏鄉民間醫療

（一）原住民族傳統醫療

　　臺灣原住民族在此落地生根數千年，對臺灣的各類風土病體質上有所適應、或產生族群免疫，加上發展出的傳統民俗與巫醫系統，因而對漢人所謂的「瘴癘之氣」有一定的抵抗力和治療能力。其診治方法又可概分為超自然療法與自然療法兩類。如太魯閣族人認為有些疾病或傷害的發生係祖靈作祟，需藉儀式慰藉祖靈以求得赦罪；而透過傳統醫療儀式，也強化了族人與過世親屬的關係。[1]除了超自然因素外，原住民也認為有些疾病屬於自然現象，以適應環境的經驗法則，產生有效的自然療法與天然藥物。[2]

（二）明清時期臺灣漢醫傳入

荷蘭人來臺南地區與西班牙人到臺灣北部海岸建立殖民與貿易據點時，也遭遇臺灣的諸多熱帶疾病。

相對於原住民，明清時代的漢移民則苦於「瘴癘之氣」。「唐山過臺灣」素有「三在六亡一回頭」的艱險，而抵臺之後篳路藍縷，尚要面對瘴地溽熱、疫病叢生。1662年儒士沈光文因在海上遭遇颱風而到臺灣，遂在臺講學行醫，是第一位在臺灣的儒醫。1683年清廷兼併臺灣以後，開始有大量、長期的漢人移民，中國傳統醫學也隨之而來。然而清領臺灣二百多年的漫長時間裡，官方充其量只有社會救濟機構而無醫療單位，私人慈善機構偶有附帶醫療照顧。山地偏鄉更僅能依靠原住民傳統民俗與巫醫系統。[3]

（三）清領末期傳道醫療進入臺灣並及於山地

1865年，馬雅各醫師以基督宗教精神及西方醫學進入臺灣南部，帶來醫療傳道；加上後續到達的傳教士醫師，提供基礎的醫療服務，打狗旗後和臺南的醫院還兼有教學，並逐漸走向山區。北部的馬偕牧師也將人道關懷帶入山地原住民社會，從事醫療傳道服務。傳教士醫師克服惡劣的交通狀況與自然環境、封閉的部落文化及巫醫的排斥，歷盡艱辛進行

山地醫療服務與傳教；為臺灣之偏鄉地區首度帶來近現代的
西醫。此期間有多位外籍醫師傳教士（多位來自蘇格蘭）是
受過完整近現代醫學訓練的醫師，在西方醫學傳入臺灣的早
期具有特殊的啟蒙角色，不僅因其醫療成果獲得民眾的信
任，其愛心與奉獻精神更導致民眾之信服。在此種精神影響
下，不畏艱難地走向山區海隅；但從清領末期到日治時代，
個別努力的傳道醫療在山地偏鄉仍然有其侷限。

二、日治時期「理蕃政策」包含現代醫療

　　從日軍在1895年佔領臺灣的過程中，即因無法適應臺灣
的風土氣候，使得傳染病盛行、傷亡甚眾。基於殖民統治的
需要，於統治伊始即將近現代醫學及公衛體系逐步移植到臺
灣，也鼓勵日本醫師到臺灣擔任公醫。然而直至1920、1930
年代，殖民醫療體系的臺灣醫學教育才初具規模，並因人口
快速增長，醫療人力仍不足以應付，使得現代醫療仍然無力
普遍惠及山地偏鄉。[4]

　　在原住民方面，日治時期對臺灣原住民所實施的特別法
規與政策統稱為「理蕃政策」，一般指非平埔族11萬餘人的
高山族原住民。此名稱於1905年起首次出現，初期卻「只見
蕃地、不見蕃人」，以殖民掠奪為主。大正民主時期的理蕃
政策開始「教育同化」（1916-1937年），欲將臺灣視為日本
內地的延長，故以蕃童教育所與蕃人公學校為主要宣傳教化

機構。1936年起，臺灣總督府將臺灣原住民稱呼由「蕃人」改為「高砂族」，同時開始實施與對漢人相同的皇民化政策，積極在從精神上與生活上脫離漢人或南島民族的樣式與色彩。[5]

　　其中1931年底提出的「理蕃大綱」八條，其目的是為了教化蕃人、安定其生活，並使其能一視同仁地沐浴在天皇聖德之下；第8條是「講求醫藥救治醫療的方法，以減輕蕃人生活的苦患，以此作為理蕃的一大助益」[6]。理蕃策略指導下，日人在各原住民部落設置「警察官吏駐在所」，與平地的警察官吏派出所有所不同，除了警備、治安事務，還管轄山地的開發、教化、授產、醫療、交易等。在醫療方面，除了警察駐在所備有醫藥，之後更逐漸在部落配置公醫，以及設置療養所。[7]在1937年底時，設有37處公醫診療所、193處療養所；在蕃界生病或受傷時，由所屬公醫或軍醫負責就地診療，嚴重者轉送臺北、臺中醫院。後因病患日益增多，且交通不便費時費力，乃在各處設立建築簡陋的臨時救護所先做初步醫療。[8]

　　井上伊之助（1882-1966）是日治時期投入山地醫療的傳道醫師，於日本神學院就讀期間得知其父被臺灣山地原住民殺害之後，堅定信念於畢業後再習醫，成為醫師後自願到臺灣山地行醫，以大愛與服務來回應其父被殺之事。在山地行醫約30年，「以愛報仇」，被稱為「原住民醫療服務之父」。[9]

三、戰後國民政府沿襲日制與民間力量的發展

戰後初期的原住民衛生，由行政長官公署民政處衛生局，將日治時代的「山地公醫診療所」，改為「山地鄉衛生所」。每鄉設立一所，每所設置主任兼醫師一人、護士二人，「山地療養所」及「瘧疾防遏所」則改稱「衛生室」。此時共有山地衛生所三十處、衛生室百餘間。然而山地偏鄉地廣人稀，物資缺乏、設備陳舊導致山地衛生所、室功能不彰。人力上雖有山地醫護人員培訓，但是杯水車薪、嚴重不足，導致許多原住民生活區成為「無醫村」。

此一時期，西方教會所派遣的傳教士醫師，對於當時物資匱乏、衛生條件普遍低落的臺灣助益不少，對於政府照顧未及的山地原住民更為重要，許多偏遠地區醫療仰賴於基督教團體與外籍傳教士。1865年之後傳教士醫師進入臺灣，其奉獻精神感召了許多臺灣人投入山地偏鄉醫療，如南投人謝緯，自1946年開始在南投行醫，兼任埔里基督教醫院院長，義務從事聾啞醫療，並創立埔里基督教肺病療養院；他也定期為臺南北門烏腳病患義診與手術、受惠病患近千名。1948年「基督教門諾會」中央委員會差派七人的「見晴醫療隊」，由何樂道醫師（Dr. Rober Hess）率領到山地為原住民作醫療服務，是戰後第一批進入臺灣的外籍醫療團，也是最具代表性的醫療宣教師。1953年由薄柔纜醫師（Dr. Roland P.

Brown）夫婦到花蓮，將工作隊擴大成為「基督教門諾會醫院」，為貧困的臺灣東部帶來新希望。百達山地服務團則由天主教的臺南百達宿舍畢業的青年倡議成立，進入南臺灣山地部落提供醫療衛教與服務。

政策方面，臺灣省政府於1951年訂頒「山地施政要點」，提出「培養山地衛生人才，增進山胞保健衛生」的山地衛生政策，1953年以「促進山地行政建設計劃大綱」、1963年「山地行政改進方案」，宣示重視原住民生活圈的公共衛生，並加強醫療照顧。

1958-1959年，臺灣省政府委託私立高雄醫學院（杜聰明博士甫於1954創辦）開辦兩期「臺灣省山地醫師醫學專修科」，採四年制的短期養成教育；山地班畢業後，由高醫發給畢業證書，並報請考選部核發醫師證書，限定須在山地服務十年。十年期滿後，須至公立醫院再進修一年，由考選部核發一般的醫師證書，才能選擇下山服務一般民眾。高醫創辦人杜聰明院長原本就有推動山地醫療的熱忱與理念，不僅悉心培育山地醫學專班學生，更親自帶領師生進行暑期山地醫療服務與教學研究。

然而在上述措施之下，山地離島的原住民健康狀況仍然遠不如平地居民。1969年統計的原住民平均壽命，男性55.8歲、女性66.9歲，比起當時臺灣地區居民的平均壽命（男性60.5歲，女性77.7歲），仍顯著少了5至10年。同年，省政府再度辦理「臺灣省山地暨離島地區醫護人員養成計劃」，委

託高雄醫學院和臺北醫學院做為「醫生養成學校」,省立臺
中高級護理助產職業學校辦理「護士暨助產士教育訓練」;
截至1995年止,以公費計畫共計培育山地、離島醫師187人、
牙醫師41人、藥師7人、醫技人員9人、護理人員207人。然而
這些公費培育的醫護人員在服務期限屆滿,只有部分人繼續
為居於山地的族人服務。畢竟選擇繼續留在山地偏鄉服務,
不論個人進修前途或家庭生活,都較為艱難。[10]

四、全民健保開辦涵蓋山地偏鄉

　　臺灣於1995年3月1日實施全民健康保險,開啟臺灣醫療
衛生的新紀元;同年5月也公告「全民健康保險加強山地離
島地區醫療服務作業方案」,減免更多醫療費用,並予偏鄉
醫師與醫療院所加給。1998年,衛生署醫政處下成立「山地
離島科」,專責推動山地離島與原住民的醫療服務;健保局
也於1998年起推動專案試辦計畫,以加強導入原鄉外的醫院
資源,進入山地離島鄉提供服務;1999年,健保局陸續於48
個山地離島鄉實施「全民健康保險山地離島地區醫療給付效
益提昇計畫(Integrated Delivery System, IDS)」,力求為改善
山地部落醫療環境、健全醫療照護,增加衛生所室的設備與
人力,提昇醫療之可近性、完整性、醫療品質。IDS計畫整
合醫療資源,提供門診、急診、夜間門診、巡迴醫療、轉診
後送等服務,照顧偏遠地區民眾,改善健保實施後山地離島

「有保險、無醫療」的醫療問題，並融入社區健康意識、提供公衛教育。[11]但支援醫院與衛生所的資訊系統無法連結，健康資訊無法整合，造成資源的重複投入與浪費。故衛生署於2006年起推廣新一代的共用醫療資訊系統（HIS）及數位影像儲存通訊系統（PACS），才讓山地離島衛生所與支援醫院形成完整的醫療資訊服務網。

1990與2000年代，原住民健康改善有賴幾項重大衛生政策的推動，包括：

第一、1994年全民健保的實施免除大部份醫療費用的負擔；

第二、IDS在1999年的推動提供在山地鄉就醫的可近性；

第三、2000年起，部落健康營造的進行，目標是部落能從「自覺」到「自主」的參與改善健康問題。

第四、2006年起推廣新一代的共用醫療資訊系統（HIS）及數位影像儲存通訊系統（PACS）。

根據內政部統計資料，2006年全國國人平均餘命為77.89歲，全體原住民平均餘命為68.49歲，整體而言原住民之平均餘命仍較全國國民少9.4歲，山地原住民之平均餘命也是低於平地原住民。山地偏鄉居民平均餘命比全臺灣國民較短情形持續了已經超過50年。[12]

五、2010年代山地偏鄉醫療之檢討與對策

（一）深入探討原住民疾病型態和健康問題

　　為何在醫療可近性提升後，原住民和非原住民間的健康差距依然存在？此外，2004年原住民十大死因與全國死因相較，可發現除了惡性腫瘤同為首位外，其他排名差異甚大，尤以在全國主要死因中第五與第七名的事故傷害與慢性肝病及肝硬化，在原住民死因分別為第二與第三順位。[13]這顯示原住民生活型態導致之疾病和健康問題異於全國整體，確有其特殊性和複雜性。

　　2010年，衛生署科技研究委託筆者進行山地鄉醫療照護成效評估及健康差距監測指標建置之研究，透過蒐集10年來IDS相關研究計畫，並輔以問卷訪談的方式，嘗試比較十年前後IDS計畫的執行成效。這個為期兩年之計畫主要目的有二：發展並評估山地鄉醫療政策指標及其效益，與完成監測山地鄉健康差距之量化性指標及研擬健康差距解決策略。整理過去評估IDS計畫成效之常見指標，再配合文獻回顧所得之分析結果，研擬出一套有別於過去的指標架構。

　　筆者透過統合分析發現，過去有關山地離島醫療政策的研究，主要都是參考Aday and Anderson所提的「可近性架構」[14]；將山地離島地區民眾的健康問題歸因於「醫療資源

不足」，故透過IDS、巡迴醫療等方案，提高民眾的「醫療可近性」。這些差距可能是來自於文化或生活習慣的差異，需要透過健康資訊傳播或社區健康營造加以改善，單從「可近性」觀點不足以說明山地離島地區的健康問題。[15]故嘗試納入其他觀點，採「系統理論」觀點和Duncan MacRae的政策指標目的價值類型[16]。由內部專家規劃出幾個可行的替選方案，再邀集外部委員透過政策德菲法（Delphi），對方案提出建議並加以排序。

　　2010年研究結果與發現如下[17]：

1. 政策成效評量指標建議加入「純經濟面」評估方可了解政策執行成效。

2. 影響山地鄉居民健康與醫療利用情形的因子包括：交通（離家近）、教育程度、經濟狀況（醫療費用少）、自覺健康「健康行為（信念）」和生活品質，以及醫療利用。

3. 山地鄉與臺灣地區的健康差異除了生理方面，也表現在心理、社會方面。

4. 本研究發展出山地鄉醫療政策評估，將指標歸類於不同面向中，能有助於瞭解問題本質及政府現行政策重心。

　　2011年研究結果與發現如下：

1. 經由德菲法專家效度調查，找出多數專家認為適用的指標，包括：門診／住院使用率、專科門診使用率、巡迴醫療門診使用率等等。

2. 由訪談資料亦得知，在設定指標的達成目標方面，也應考

量各山地鄉特殊狀況（天然環境與社會人文背景）。

3. 在健康風險因子方面：醫療資源不足仍是造成山地與平地健康差距的原因。影響民眾醫療利用的原因相當複雜，應採取跨域治理的方式，整合各方資源共同介入處理，進行社區總體營造。

4. 長期以來，山地鄉健康政策缺乏長遠規劃，一旦計畫終止，居民觀念、態度很容易就回歸原本的行為模式。

（二）以現代遠距科技在偏鄉離島之運用：遠距醫療

「可近性」是醫療服務非常重要的條件，山地偏鄉醫療的最大障礙即是因交通不便所引致的「低可近性」。遠距醫療在先進國家運用於偏鄉地區，已逾十年以上的經驗。2011年筆者提出強化山地鄉遠距醫療門診服務計畫，以輔助IDS架構下的醫療工作。由高醫附設醫院提供許多科別之專科醫師，與山地離島鄉衛生所醫護人員透過視訊系統進行診療工作。合作衛生所有：新竹縣尖石鄉、五峰鄉；嘉義縣阿里山鄉；臺東縣金峰鄉、達仁鄉、延平鄉及蘭嶼鄉等。半年間服務各衛生所近千名病患。草創之餘，也期待能大幅改善網路品質、添購簡單遠距醫療器械，如聽診器、眼底鏡、耳鏡、放大鏡等等。

近年來資訊科技的大幅進步，不僅網路品質改善、頻寬大增，而且數位醫療儀器也快速發展與普及。在2020-2023年

的武漢肺炎時期，衛福部與健保署緊急通過核准使用遠距視訊醫療，其效能也獲得認可。遠距醫療的實施，有望大幅節省醫療人力、提高IDS各種醫療方案效率，並在傳染與隔離期間發揮效應。未來應由衛生所主導需求，IDS承作醫院提供資源，採專科會診及部落家醫複診兩種模式進行。法規部分（如護理人員調劑及健保申報）則需要由中央政府機關擬訂配套措施，確立視訊看診、實體看診及IDS醫院看診之門診比例，減少各衛生所及IDS醫院相關疑慮。

六、當代原住民族與偏鄉醫療政策

（一）衛生福利部時期之整合規畫

　　2012年，臺灣中央政府行政機關改造，成立衛生福利部，將原是並立體系的衛生與社政（社福、社工等）結合，整合雙方作業與資訊，更能落實「以人為本」的照護。2015年，衛生福利部護理及健康照護司，提出推動全方位偏鄉離島醫療照顧體系，強調偏鄉離島與一般地區仍存有顯著差異，包括社經條件、醫療資源、健康狀況等，雖有全民健康保險，醫療資源仍然不足、就醫不便，應努力改善。[18]策略如下：

　　一、醫療在地化：1.充實在地醫療照護設施。2.病人不動，醫師動：全國48個山地離島地區納入IDS及巡

迴醫療。3.人才培育-醫療在地：永續培育在地養
成公費生制度。4.急重症緊急醫療網及航空轉運後
送。5.醫療雲端資訊化-就醫無障礙。

二、偏鄉離島健康促進：原住民成人預防保健服務（55
歲以上）、擴大口腔癌篩檢服務、提升偏鄉癌症醫
療品質、預防接種。

三、偏鄉離島長期照護：一鄉鎮一日照、失智社區服務
據點。

衛生福利部照護司2017年提出完善原鄉及離島醫療照護
體系[19]。以落實健康平權，延續前述2015年計畫之精神與執
行重點，積極推動「醫療在地化」、「照護社區化」及「救
護即時化」等政策目標，追求醫療衛生資源可近性及資源平
等。同時一併強化預防醫學，向前延伸健康促進、預防照
護，向後加強長照整合服務，提高偏鄉及離島地區醫療照護
的品質與效率。另外，「前瞻基礎建設計畫」中的數位建設
亦將「提升偏鄉衛生室及巡迴醫療點網路品質」列為重點
項目，透過普及偏鄉寬頻網路，確保偏鄉醫療資訊系統之
效能。

在人力建置上，原住民族及離島地區醫事人員公費生自
1968年起開始實施，目前進行第5期計畫（2022-2027年）。
截至2020年已培育1,106人，包括醫學系593人、牙醫107人、
護理人員272人等等。運用醫學中心訓練、保障進修、提高待
遇等方式，期滿後仍留在當地服務者已提升至7成以上。[20]

（二）2019年起之臺灣原住民醫療照護政策

2015年9月25日，聯合國WHO宣布永續發展目標（Sustainable Development Goals，簡稱SDGs），並且以2016年為永續發展元年，其中健康目標位於第三。實現全民健康，「確保健康的生活，促進各年齡層所有人的福祉」[21]，是人類對健康的終極追求，並做出「leave no one behind（不棄任何人於不顧）」的承諾。

衛生福利部與Sir Michael Marmot領導的英國倫敦大學健康公平學院團隊合作，出版臺灣健康不平等報告，顯現原住民族十大死因之標準化死亡率均明顯高於全國，口腔癌、胃癌及前列腺（攝護腺）癌標準化死亡率、機動車交通事故、跌墜及溺水死亡率也都高於全國，而自殺率排名於所有外因死亡之第2位；結核病發生率雖有下降，但仍為全國平均之3倍。報告書建議參考國際經驗，面對原鄉健康不平等問題，重點要從數據找目標、從在地找人才、從文化找方法。[22]

2017-2018年間衛福部積極研議，於2018年5月正式公布了《原鄉健康不平等改善策略行動計畫2018年-2020年》共10個計畫：

(1) 原住民族及離島醫事人員養成計畫 (2) 部落健康營造計畫 (3) 原鄉醫療資源提升計畫 (4) 原鄉論人計酬試辦計畫 (5) 高風險孕產婦健康管理試辦計畫 (6) 菸酒檳榔防制試辦計

畫 (7) 原鄉事故傷害防制試辦計畫 (8) 原鄉三高防治試辦計畫 (9) 原鄉消化系癌症防治試辦計畫 (10) 山地原鄉結核病主動發現計畫。

策略目標(3)	策略原則(6)	行動計畫(10)		監測指標(20)
		項目	執行單位	
健康的部落	1.健康融入文化	1.原住民族地區醫事人員養成計畫	照護司	1.在地醫事人力培訓人數 2.在地醫事人力留任人數 3.部落健康營造的覆蓋率 4.在地照護資源佈建數 5.原鄉每千人口醫師數 6.可避免住院率 7.門診每人平均就醫次數 8.孕產婦產前檢查及利用率 9.原住民菸酒檳使用率 10.原住民事故傷害死亡率 11.原住民成人各類健康檢查率 12.幽門桿菌陽性接受除菌治療者之除菌率 13.原住民結核病主動篩檢率 14.原住民結核病病例監測 15.原住民平均餘命 16.原住民十大死因 17.原住民粗死亡率 18.原住民癌症死亡率 19.原住民嬰兒死亡率 20.原住民新生兒死亡率
	2.增能社區自決	2.部落健康營造計畫	照護司	
	3.提升照護可近	3.偏鄉醫療資源提升計畫	醫事司	
		4.原鄉論人計酬試辦計畫	健保署	
健康的家庭	4.母嬰風險管控	5.高風險孕產婦健康管理試辦計畫	健康署	
健康的個人	5.提高健康識能	6.菸酒檳榔防制試辦計畫	健康署	
	6.建立監測指標	7.原鄉事故傷害防制試辦計畫	健康署	
		8.原鄉三高防治試辦計畫	健康署	
		9.原鄉消化系癌症防治試辦計畫	健康署	
		10.山地原鄉結核病主動發現計畫	疾管署	

在整體策略上，也規劃其他重要行動。一是原住民族健康資料庫建置，目標在找出健康行為與疾病發生上的關鍵，做為行動落點。二是制定「原住民族健康法」，明訂政策目標、主管機關、權責分割，以裨益長期關注與改善原住民族生活品質、縮短健康不平等。該法衛福部於2018年9月函送行政院審議，行政院2023年3月通過，於2023年5月26日於立法院完成三讀。

上述原鄉健康長期10大行動長期進度規劃分三階段進行：第一階段（2018-2020）大行動小計畫：跨域戰鬥團隊整

合、制定「原住民族健康法」草案。第二階段（2020-2023）
大計畫實行動：行政院政策白皮書核定至立法院完成「原住
民族健康法」三讀。第三階段（2023-）永續計畫扎根行動：
納入原住民族健康。23這是目前關於偏鄉醫療的政府主要
政策。

七、結語

　　綜觀臺灣山地與偏鄉醫療史，除了清領末期少數的傳教
醫療之外，真正的關注始於日治時期。作為近代化國家，可
以觀察到日本人展開山地偏鄉醫療，主要出於兩大原因：一
是基於新興帝國主義國家之統治需要，保障公衛健康之民生
需求、促進山地資源（森林、礦、水資源等）開發，以利帝
國與殖民地之共同利益發展；二是出於新興的普世人權觀念
與社會主義思想，希望人類社會的進步惠及每一個人。尤其
是日治之中後期，統治理念已經轉向臺灣內地化（與日本本
土－內地同化）及皇民化運動，希冀招募山地原住民青年前
往南洋戰場。

　　日治50年，在山地偏鄉佈建衛生所、推行公醫制度具有
一定成果。二戰後國民政府來臺，因政局混亂、公衛體制廢
弛，遂與日治初期同樣面對傳染病肆虐的問題，也需要深入
偏鄉加以根除。初期繼續沿用日治時期的衛生基礎建設，然
而其資源與人力均十分有限。1950至1960年代，醫療短缺的

問題持續，偏鄉的問題更為嚴峻。幸有1951-1965的美援計畫才得以復原與推廣臺灣的公衛體制，偏鄉地區首先得到的回應包括歐美教會的慈善醫療，以及政府的醫療衛生人才養成計畫；此時期也是臺灣歷史上首度開始有規模地培養原住民醫師。當各醫學院以公費培育原住民醫師養成與返鄉服務之逐步達成，偏鄉地區的「無醫村」問題才能真正解決。回顧至此，仍不禁敬佩高醫創辦人杜聰明博士開辦山地醫師班的卓知遠見與愛心。

1980年代起，隨著臺灣政治的枷鎖的逐步鬆綁，原住民自身權益意識得以抬頭，偏鄉地區健康問題受到關注。而後1995年的全民健保實施，開啟全民醫療，也迫使臺灣社會直視（同樣繳交保費下）的偏鄉地區醫療不平等。

2015年，聯合國「2030永續發展目標」（SDGs）之一，「健康與福祉」，實現全民健康，這是人類對健康的終極追求；並做出「leave no one behind（不棄任何人於不顧）」的承諾，成為普世共識。因此消弭山地偏鄉地區健康不平等是臺灣政府及社會的責任。配合衛福部2021醫療照護體系計畫「建構敏捷韌性醫療照護體系」，運用現代醫療科技進行「醫療在地化」、「照護社區化」及「救護即時化」相關政策與計畫的推動，可望提升原住民鄉與離島地區醫療照護環境，達到醫療資源分配平等的目的，並發展符合地方文化、因地制宜的原鄉離島醫療照護服務。

建議政府應確實做到下列事項：

1. 正視山地偏鄉地區與平地之間仍存在的健康差距與醫療資源不公問題。
2. 尊重原民文化的特性，制定具有文化社會敏感性的健康政策與監控指標，符合原民社會文化相容的健康觀念。
3. 善用現代科技以協助克服交通不便與特殊專業人才短缺的現實。
4. 培養在地的醫療專業人才，並提供育才、攬才、留才的條件。
5. 進行偏遠地區的社區總體營造，提振偏鄉的經濟與社會建設。
6. 依法規畫穩定的長期計畫，避免經常短期修改轉彎，確實執行並定期檢討。

　　由於現代化國家意識到社會的安定與繁榮互為表裡，而健康保障是其不可或缺的要素；醫療公衛不僅是現代化國家的基礎建設，更是福國利民的指標與實體；偏鄉地區更不得偏廢。以臺灣而言，偏鄉地區之醫療情況，已經成為進步國家的重要判定指標；當全民以防治COVID-19模範生自傲慶幸，更應關注與滿天星斗為伴的山巔海隅。

---

[1]　MataTaiwan (2017) 傳統與現代並存的臺灣400年醫療史　國立臺灣歷史博物館2017-08-16

[2]　蘇奕彰（2020）原住民族傳統醫療知識與藥用植物研究　衛生福利部中國醫藥研究所

[3]　張加昇、蘇奕彰（2014）日治時期前臺灣醫療發展之探討J Chin Med Special Edition(2): 309-320, DOI: 10.3966/101764462014122502017

[4] 陳紹馨（1979）《台灣的人口變遷與社會變遷》，頁96-98，台北，聯經出版。

[5] 理蕃政策（2024）維基百科 https://zh.wikipedia.org/zh-tw/2024/01

[6] 張耀宗、劉怡秀（2019）日治時期臺灣原住民與西方醫學初探（1895-1915）慈濟科技大學學報第九期P137-194

[7] 浦忠成（2005）日治時期對於原住民的教化及其影響　當代教育研究季刊13(4)

[8] 莊永明（1998）台灣醫療史 pp. 16，182，518，遠流書版社

[9] 鄧相揚（2019）以愛報仇－井上伊之助　原住民族委員會

[10] 衛生福利（2008）全民健康保險山地離島地區醫療給付效益提昇計畫-加強偏遠地區醫療服務https://www.mohw.gov.tw/fp-16-28460-1.html；莊永明（1998）台灣醫療史　遠流書版社

[11] 衛生福利（2008）全民健康保險山地離島地區醫療給付效益提昇計畫-加強偏遠地區醫療服務https://www.mohw.gov.tw/fp-16-28460-1.html

[12] 吳宛蒨、楊長興（2007）全民健保對健康差距之影響－以平均餘命為測量。台灣衛誌26(3)

[13] 行政院衛生署（2011）縣市鄉鎮別死亡人數按國際疾病傷害及死因分類標準之死因分類與性別 http：//www.doh.gov.tw/CHT2006/DM/DM2_2.aspx?now_fod_list_no=11898&class_no=440&level_no=3，引用2011/09/29

[14] Anderson RM. (1995) Revisiting the behavioral model and access to medical care: Dose it matter? Journal of Health and Social Behavior 36, 1-10. . 196-207

[15] 李妙純、沈茂庭（2008）全民健保下不同所得群體醫療利用不均因素分析　台灣衛誌；27(3), 223-231

[16] Hertz E, Hebert JR, Landon J. S, (1994) Social and environmental factors and life expectancy, infant mortality, and maternal mortality rates: results of a cross-national comparison Social Science & Medicine 39(1), 105-114

[17] 劉景寬（2010）山地鄉醫療照護成效評估及健康差距監測指標建置：衛生署99年度委託科技研究計畫計畫編號：DOH099-TD-M-113-099006

[18] 衛生福利部護理及健康照護司（2015）推動全方位偏鄉離島醫療照顧體系

[19] 衛生福利部護理及健康照護司（2017）完善原鄉及離島醫療照護體系

[20] 衛生福利部護理及健康照護司（2021）原住民族及離島地區醫事人員養成計畫第5期

[21] 陳芳毓等（2024）什麼是永續發展目標SDGs？17項目標一次掌握 未來城市　電子報2024-01-18

22 國民健康署（2017）臺灣健康不平等報告　衛生福利部與英國倫敦
大學健康公平學院出版　國民健康署網站下載
23 衛生福利部（2019）原鄉健康不平等改善策略行動計畫 https://dep.
mohw.gov.tw

第五章

臺灣與國際偏遠地區
醫療影響因素

陳順勝

偏遠地區

偏遠地區英語 backcountry 或 remote area，通常指地理位置偏遠、甚至與世隔絕的區域。

臺灣內政部將偏遠地區定義為：人口密度低於全國平均人口密度五分之一之鄉（鎮、市、區），或距離直轄市、縣（市）政府所在地7.5公里以上之離島，計65鄉鎮。

偏遠地區之分級

在臺灣各部會通常使用教育部國民及學前教育的法規，依據〈偏遠地區學校分級及認定標準〉按照交通、文化、生活機能、數位環境、社會經濟條件等因素，進一步將偏遠地區分為三級：極度偏遠、特殊偏遠、偏遠。

其中第5條規定中央主管機關應依第6條至第十條所定交通、文化、生活機能、數位環境及社會經濟條件因素之各款評估指標，按附表計量模型 probit model 計算臺灣本島高級中等以下各教育階段之極度偏遠、特殊偏遠及偏遠之各級別學校數。

第6條規定交通因素之評估指標如下：1、學校所在地海拔高度。2、學校距火車站、高速鐵路站、大眾捷運系統站、輕軌系統站之最短行車距離。3、學校距直轄市、縣

（市）政府首長辦公室所在地之最短行車距離。4、學校距鄉（鎮、市、區）公所之最短行車距離。

第7條近一步說明文化因素之評估指標如下：1、學校位於山地鄉或直轄市山地原住民區。2、學校所在村（里）之高等教育肄（畢）業人口比率。3、學校所在鄉（鎮、市、區）之公私立幼兒園核定之招收人數。4、學校所在鄉（鎮、市、區）圖書館、博物館及運動場館之總數。

第8條考慮生活機能因素之評估指標如下：1、學校所在村（里）之人口密度。2、學校所在鄉（鎮、市、區）郵政、金融機構及便利商店之總數。3、學校所在鄉（鎮、市、區）醫療院所數目。

第9條考慮現代化數位環境因素之評估指標如下：1、學校所在鄉（鎮、市、區）行動通信基地臺數目。2、學校所在鄉（鎮、市、區）中央行政機關室內公共區域免費無線上網熱點數目。

第十條思考社會經濟條件因素之評估指標如下：1、學校所在村（里）年平均家戶所得。2、學校所在鄉（鎮、市、區）工商家數。3、學校所在村（里）老化指數。

偏遠地區的客觀評估

在臺灣教育部使用偏遠地區學校計量模式（Probit Model）：Pr（Remoteit=1 │ Xit）=Φ（Xitβ）、Pr：指機率

（probability）符號，學校成為偏遠地區學校之機率函數模型。i：指學校。t：指學年度。Remoteit=1：指學校為偏遠地區學校。Xit：指影響學校成為偏遠地區學校之變數，即第6條至第10條所列各項評估指標。β：指各變數對應之係數。Φ：指標準常態分配之累積機率密度函數，根據這些資料導出學校成為偏遠地區學校之機率預測值，即偏遠地區學校指數。

偏遠地區計量模式的應用

以電信事業普及服務管理辦法規定之偏遠地區定義及範圍為例來說明如何界定偏遠疫區：

1、「偏遠地區」及「視為偏遠地區」之定義：

（1）偏遠地區：依電信事業普及服務管理辦法第2條第1項第14款規定，偏遠地區係指人口密度低於全國平均人口密度五分之一之鄉（鎮、市、區），或距離直轄市、縣政府所在地7.5公里以上。

（2）視為偏遠地區：依電信事業普及服務管理辦法第3條規定，視為偏遠地區係指普及服務提供者之市內網路單一交換機房服務區域符合以下各款情形，經主管機關依交通、電力供應、電信基礎設施、住戶社會經濟條件或其他因素核准者：1.服務區域與偏遠地區相鄰。2.人口密度介於全國平

均人口密度五分之一至四分之一之鄉（鎮、市、區）。

2、按內政部戶政司111年12月底統計資料，臺灣地區人口密度為643人／平方公里，爰以各鄉（鎮、市、區）人口密度129人／平方公里（643×1/5=129）以下列為「偏遠地區」；人口密度介於129人／平方公里（643×1/5=129）與161人／平方公里（643×1/4=161）得列為「視為偏遠地區」。

3、「偏遠地區」鄉（鎮、市、區：（1）111年度人口密度低於全國平均密度1/5者70個鄉鎮市區。（2）111年度離島地區計17個鄉鎮市區。（3）111年度「偏遠地區」共計87個鄉（鎮、市、區）。

4、得列為「視為偏遠地區」鄉（鎮、市、區）：111年度人口密度高於全國平均密度1/5，低於全國平均密度1/4，且服務區域與偏遠地區相鄰者為宜蘭縣三星鄉、苗栗縣大湖鄉、苗栗縣西湖鄉、南投縣水里鄉、嘉義縣梅山鄉、臺南市東山區、高雄市內門區、臺東縣關山鎮，共計8個鄉鎮市區。高雄市有旗津區、田寮區、六龜區、甲仙區、杉林區、茂林區、桃源區、那瑪夏區在電信領域屬偏遠地區。

醫療衛生偏遠地區的界定

依此，行政院衛生署照護處此表參照教育部「偏遠地區學校計量模式」界定山地原住民鄉、離島鄉、平地原住民鄉及偏遠地區之標準辦理。內政部定義屬「偏遠地區」鄉鎮地區在高雄市有田寮區、六龜區、甲仙區、杉林區、山地原住民鄉有茂林區、桃源區、與那瑪夏區。衛生福利部護理及健康照護司界定山地原住民鄉、離島鄉、平地原住民鄉及偏遠地區之標準辦理。

偏遠地區醫療

醫學上的偏遠地區的特徵是地理孤立、文化多樣性、社會經濟不平等、資源不平等、原住民健康不平等以及各種極端氣候條件。醫療人員短缺和人力分佈不均。

意味著生活在偏遠地區的人們無法平等獲得醫療保健，這是全球範圍內持續存在的重大問題。臺灣還是有些地區面臨社區獲得醫療保健和衛生人力不足的問題。在發展中國家大約30%的地區屬於欠發達地區，近四分之三的地區屬於農村或山地地區。通常他們的全國每人口醫師比例為1：2000~3000，其健康數據顯示孕產婦死亡率為150~300/100,000

活產，高於世界衛生組織（WHO）在永續發展目標（SDG）
背景下的目標，新生兒死亡率高於永續發展目標12/1000活產
的目標。國家政府僅將預低於5%用於衛生。國民健康保險全
民健康覆蓋（UHC）服務覆蓋指數在60%以下，通常無法涵
蓋島嶼或山區，包括一些最偏遠、孤立和服務較差的。因而
各衛生部的規定，醫療服務機構工作區域的特徵分為城市、
農村、偏遠和極偏遠地區。其中衛生服務設施被認定為偏
遠、非常偏遠且缺乏吸引力、欠發達，並且在最遠的島嶼條
件具有挑戰性。

偏遠地區醫療環境的特色

　　它們是位於難以到達或容易發生災害的地區；如小島
嶼、島嶼群或沿海地區；常規公共交通不便；到區／市首府
的旅行時間長（往返超過6小時）；行程可能會受到氣候或
天氣的阻礙；供應生活或醫療必需品上遇到困難；並且可能
存在不穩定的安全條件。

　　除了地處偏遠和孤立的性質阻礙了醫療人員選擇在那裡
生活和工作，基礎建設、設施和便利設施較少，溝通困難，
被認為老人與兒童較差、孕產婦死亡率、嬰兒死亡率、和傳
染病發病率高、較低教育和較低的就業收入。全國健康數據
分析顯示，醫師數量與人口數量、人口密度、醫院和社區健
康中心數量呈正相關。中央政府只好實施各種政策，例如強

制工作安置以及財政和職業激勵措施，透過臨時派遣和各種
計劃吸引和凝聚醫師和衛生專業人員到偏遠地區。但是醫師
在政府激勵下，地區的醫師人數少仍然是一個重大問題。

醫學教育偏遠地區的經驗

偏遠地區衛生人員，特別是醫師的分佈不均現象在全
球範圍內都存在，醫師的招聘和留駐受到多種因素的影響，
包括偏遠疫區背景等個人特徵以及醫療培訓期間接觸偏遠
等教育因素，後者是決定性因素。在澳大利亞與印尼的研
究發現，世界各處選擇偏遠地區工作的醫師主要是女性
（70%），年輕已婚，本身出身沒有偏遠背景，曾經有過偏
遠醫療接觸經驗。通常是全科醫生，持有臨時合同，處於職
業生涯早期，沒有額外的執業機會。許多偏遠地區證實了地
區醫學生回到了他們的地區，並意味著應大力發展地區醫學
院，以改善醫師的分配地區。

有趣的是，研究發現醫療訓練期間的偏遠地區接觸與
將來選擇偏遠地區醫療工作有關。特別於澳洲要求所有學生
在醫學訓練期間經歷農村或偏遠地區工作的要求。此外也發
現，偏遠地區的接觸與繼續執業的意願高出兩倍以上有關。

在偏遠地區與留在偏鄉執業的意願有顯著相關，因而杜
聰明博士早期提倡山地離島醫師培訓專班。

這些積極的政策不僅是西方國家的領域，也證實即使

在發展中國家也存在著地理分佈不均的情況與可做為因應對策，因此應更多地關注和招募具有偏鄉背景的醫學生和醫師。儘管這項發現並不新穎，但這項研究證實了低收入和中等收入國家的有限研究中的可行模式。

此外，從許多研究中可以明顯看出，年輕的醫師（3、40歲前）更有可能從事支援醫療，反映了這一世代的年輕人更具有醫學倫理與道德立場。他們更有可能培育和更喜歡偏遠醫療支援。但是，他們獲得的待遇較低，意味著這些偏鄉職位可能會暫時吸引年輕的醫師到偏鄉服務。但是，在偏遠地區留住醫師不僅需要經濟激勵措施，其他地方的證據顯示繼續教育機會、多維專業策略改善了醫師的留駐。多維策略包括提供基礎建設、設施和運輸的提供。這些因素在過去遠程中較少關注，特別是孤立的島嶼和偏遠地區。因此，需要醫學中心與地方政府之間的合作，以確保實施相關策略，以改善偏鄉醫師的招聘和保留。

醫學中心與大學醫院的參與

大量證據表明，在醫療勞動力短缺地區有意協助支援的醫學中心對該地區的健康狀況和關注點更加重要。在已開發和發展中國家中都一樣。菲律賓與印度尼西亞，還有臺灣都有類似的山地與離島偏鄉、群島，讓醫學中心支援在偏鄉貧困地區，有效和可持續的醫學教育是可能的。特別要支持具

有偏鄉工作意願與背景的住院醫師申請人，並需要他們承諾在訓練後的鄉里工作。

可以要求政府支持補助從醫療人員短缺地區進入醫學院的人，並通過培訓和有吸引力的機會來維持其偏鄉職業，並支持他們的繼續教育機會。這些可以隨後將醫生保留在勞動力短缺的地區。

這項當前研究的發現與WHO衛生勞動力發展，吸引力、招聘和偏遠地區的衛生勞動力發展指南相吻合，建議將戰略結合起來。這些策略包括接納來自農村背景的醫學生，將教育帶到該偏遠地區，在醫學中心實施全面的偏遠醫療課程。為了取得最大的成功，這些策略應與醫學中心、地方當局，社區和民間社團之間合作。

遠距醫療的應用

通過遠距醫療，偏鄉患者可以及時地看到他們需要的專科醫療醫師，同時在他們的家庭或當地設施中舒適的接受醫療。當地的醫療保健提供者還可以從通過遠距醫療提供的次專科醫師的專業知識中受益。遠距醫療可以協助偏鄉醫療三大優先處理的事項，包括醫療保健的獲取和品質、心理健康與精神障礙、成癮案件的處置、與一般常見超重和肥胖與相伴的三高健康問題。

民間社團與教會的偏鄉醫療的協助

　　臺灣早期醫療發展史，就如同一部教會醫療史。教會醫療的特點之一，正在其人性化的關懷，基本上所有的教會醫院都是以耶穌天主為門徒洗腳的謙卑服務關懷為榜樣，透過醫療行為為自己的信仰作見證，以利於福音的傳播和教務的推行。基於這種理念，教會醫院為能有效達成目標，無論是本身的內部組織，抑或表現於外的醫療策略，皆不同於一般醫療院所。

　　教會醫院對於醫療行為的看法是，尊重一個人的生命價值及其人格，特別是對那些在精神或身體上有異常者，更應給予較多的尊重與關懷；而在醫療照護上則強調全人醫療，意指不僅照顧病人身體上的需要，也注意其精神及情緒上的需要，亦即所謂身、心、靈整體的醫治。

　　這與病人一旦住進醫院，成為一個病床代號，醫療準則只對該病症最專精的部分，慢慢忽略關心病患心裡的感覺。這些都使得醫院失去了人性化的照顧，只變成了製造健康的工廠。多數傳教師相信傳教事業與醫療服務有極密切的品保，首度來臺灣傳教的馬雅各與馬偕均能善用此種巧妙關係，促進傳教工作的推展。早期傳教活動對醫療領域之重視，可以由下面的事實再次獲得肯定。

　　1895年以前，受派來臺傳教的20名男宣教師中有6名具有

專業醫師的資格，比例高達四分之一強；1945年前，60名男宣教師中21名是專業醫生，比例增加為三分之一強。許多宣教士雖然不是醫師，但由於具備醫藥常識是宣教師共有的特質，因此在早期也曾治癒原住民大頭目的病，而贏得友誼。

至於女性宣教師則更多半負有護士職責，說臺灣教會的初基是由醫療傳道奠定成形，並不為過。今日基督教與天主教醫院林立的現象，便是明證；臺北的馬偕紀念醫院、耕莘醫院、彰化基督教醫院、高雄的信義基督教醫院與天主教聖功醫院、臺南的新樓基督教醫院及屏東與恒春基督教醫院，都是教會的附屬機構，且赫赫有名。直至1968年全臺灣共有21家基督徒教會醫院，包括基督教12家及天主教9家。

其實多數來臺傳教的醫師宣教師也有需克服的困難，最難適應的就是臺灣的環境、氣候與公共衛生的問題，不少宣教師因為生病而不得不返國，甚至有宣教師及其家人因為感染熱病而死在臺灣。由於特殊的地理環境與氣候條件，每一位不遠千里來到臺灣的外籍宣教師，在面對文化差異、語言隔閡的寂寞煎熬下，必須隨時準備承受感染流行疾病的痛苦；艱難的交通及半途來襲的番害，也是傳教士工作無法順利推展的主要因素。在這種危機四伏，天不時，地不利，人不和的環境下，若不是具有堅毅、勇敢的熱心與愛心，是無法完成使命的。其中有傳教依醫師也曾因為種種困境的折磨，精神衰弱至無法工作。

　　宣教師對於醫療傳道的觀點看法不一，有極力支持者，也有反對到底者；基督徒中也有人抨擊醫療服務是非福音性的職業，不必花費太多精神在其上。事實證明許多人確實是在生病期中成為基督徒，足見醫療服務確實是推展傳教事業不可或缺的手段。

第六章
臺灣偏鄉醫療
人物群像

蔡式良

以下要介紹的8位偏鄉衛生所醫師分別從高雄、臺北及中山醫學院畢業。其中有5位屬原住民，另外3位屬平地人身分。

他們大多數都獲得醫療奉獻獎及該校傑出校友獎，唯一例外未獲此兩獎項的醫師則在文學界得到大家的肯定。

在他們的身上我們都可看到一個特質，那就是「無怨無悔、為人服務」的精神。

華陳秀月（1936~）

陳秀月醫師，1936年出生於桃園縣復興鄉，父母親皆是泰雅族。她的父親天資聰穎，從小就受到日本人賞識、栽培，求學生涯順利，讀到建國中學。畢業後，回到山上擔任警察的工作，在當地擁有很高的聲望。

父親因為自己受過現代化教育的薰陶，所以非常注重子女的教育，對於西醫科學醫療更是推崇。母親則是個傳統的泰雅族人，她只相信泰雅族民俗療法。陳醫師和下面7個弟妹，如果身體有病痛從來沒有接受過西醫診療，都是看巫醫、吃草藥，可是他們都長大成人，一個都沒有少。

父親本身受到相當不錯的教育，所以他知道教育對於一個人是多麼重要，這真是陳醫師幸運之處。

陳醫師到了學齡並沒有就讀山上的學校，而是被送到大溪去讀小學。她跟父親一樣求學生涯也很順利，小學、初中，一路上到新竹女中。

　　但很不幸，在高二那年父親因病去世，家庭重擔就突然落到她身上，只好休學一年，到處幫傭，以維家計。好在皇天不負苦心人，復學之後也順利畢業。

　　1954年，杜聰明博士和南部一些仕紳、社會賢達，創立了高雄醫學院。杜博士以前就知道臺灣無醫村醫療落後的情況，便向中央建言提出「山地醫師培訓計畫」，獲得通過並於1958年在高雄醫學院設立「山地醫生醫學專修科」，準備招收兩屆的山地青年，在受完四年醫療訓練之後回鄉服務以解山地偏鄉醫療落後燃眉之急。陳醫師把握住這難得的機會，寫信給杜博士，在信中表達了學醫服務鄉民的志向，可是經濟方面有問題。杜博士回信要她不用擔心，並鼓勵她報考，而她也順利通過考試成為第一屆山地專修醫生的一員，並於四年後畢業。

　　畢業後，她與同時在高醫就讀的排灣族青年華義順結婚，定居恆春半島。華醫師在恆春服務，而華陳醫師則到牡丹鄉衛生所。

　　在牡丹鄉服務約11年，那時環境衛生不佳、飲食習慣不良，寄生蟲如蛔蟲、條蟲和蟯蟲所引起的傳染病盛行。另外，腸炎、肝炎和肺結核也很普遍。一般鄉民對於預防接種沒有什麼概念，所以預防接種率偏低，導致兒童死亡率偏高，因此當時衛生所推動的節育計劃也很難執行。那時期對她來說只能以篳路藍縷來形容。

　　後來到了恆春醫院每週有一天巡迴醫療服務，沿著臺灣

海峽，經過巴士海峽，到東岸再沿著太平洋，經南迴公路回
到恆春，一整天下來餐風飲露，她卻甘之如飴。

　　華陳醫師1993年獲得厚生醫療奉獻獎，退休之後定居牡
丹鄉，並於2019年83歲高齡當選高醫傑出校友。她對於偏鄉
幾十年的奉獻不只受到恆春半島鄉民的感謝，也受到了母校
的肯定。她真的沒有辜負杜聰明博士的期待。

汪俊立（1936~）（已歿，年代未考）

　　汪俊立醫師，1936年生於阿里山鄉，出生在鄒族家庭，
父親汪清山在他還是中學時期因高山族匪諜叛亂案被牽連並
遭槍決，在母親汪清枝含辛茹苦下帶了他及其他6名子女長
大，也因一次見到族人生病延誤就醫喪命，讓原本立志當老
師的他轉變為救世濟人的醫師。

　　汪醫師臺中一中畢業後，順利成為高醫第二屆山地醫生
專修班學生，畢業後受訓一年回到故鄉阿里山，在衛生所與
高他一屆的學長汪豐富一起為族人服務。

　　阿里山鄉幅員廣闊，人口6,000多人散布在5個平地部落
和7個山地部落。從衛生所到各部落交通相當不便，差不多
全得靠雙腳，不但腳力要好，更需要有強壯的身體才能背負
醫療器材和藥品。

　　汪俊立醫師剛到衛生所上任時，因為他與汪豐富醫師看
起來生澀年輕，族人都對他們抱持懷疑的態度，有病痛寧可

找巫醫接受傳統的治療。雖如此，他們堅守崗位用心看診及服務，終於贏得族人的信任，自此衛生所業務推展順利。

　　汪醫師在山上除了醫療業務之外，鄉民過世時，也會為他們檢查大體，開立死亡證書。其中有不少自殺案例，可見當時地方上面臨的生活壓力。早期山路未開設時，汪醫師在進行相驗工作，如在夜間常要冒著被毒蛇猛獸攻擊的危險，更得克服對黑暗的恐懼。山路開通後，為了更有效為病患服務，他便自費買1輛吉普車巡迴於各部落之間，大大提高了醫療效率。

　　汪俊立醫師在山上無怨無悔為族人服務使他繼學長汪豐富醫師之後獲得第9屆醫療奉獻獎，連續兩年阿里山衛生所都有醫師獲得此獎，展現兩位汪醫師對鄉里無私的奉獻。

　　汪俊立醫師服務35年後退休，選擇留在山上為族人服務，即便在罹患肝癌期間，有感於山上醫療缺乏，他在病情緩和時仍繼續提供醫療服務，直至鞠躬盡瘁，令人感動。

秋賢民（1954~）

　　秋賢民醫師，1954年出生於屬於雪霸公園雪山山脈的新竹縣五峰鄉。

　　父親是泰雅族頭目，他在山林之間成長，但自認塊頭不夠大，身體不夠強壯，將來要當馳騁於森林中的獵人恐怕會有問題。因此只好認真讀書，繼續升學。

　　1972年高中畢業，當時政府為了因應山地醫師的缺乏，有了「山地醫師養成計劃」，而他就在這計畫之下很幸運的考上臺北醫學院醫學系。

　　秋醫師在大學時參加學校山地服務社團，去到了尖石鄉。他原本認為自己的家鄉五峰鄉已經是十分偏遠、落後，豈知到了尖石鄉才知道那裡的生活環境及醫療條件更差。當地人沒有廁所，就在好山好水中解放，排泄物汙染了水源。鄉民在山林、野外打獵，口渴就喝溪水，因此傳染病盛行，尤其是寄生蟲如：蛔蟲、鞭蟲、條蟲、蟯蟲等都很常見。另外，細菌性腸炎、肺結核和A型肝炎也都很普遍。

　　秋賢民醫師大學畢業完成基礎訓練後，先回自己故鄉五峰鄉衛生所服務，幾年後請調到大學時留下深刻印象的尖石鄉衛生所。在那裡二十幾年中，他融入當地居民的生活，醫療工作風雨無阻，贏得大家的信任。

　　除了致力於當地環境衛生的改善、加強居民的衛生教育之外，他特別請臺北榮總醫師幫忙，從流行病學的角度來探討為何當地A型肝炎盛行，從而建議衛生署替山地兒童施打A型肝炎疫苗。此舉受到衛生署長官賞識，更推薦他到美國約翰霍普金斯公衛學院進修，並拿到了碩士學位。

　　回國之後，他不忘初衷繼續回到山地鄉衛生所服務，一直到退休。

　　秋賢民醫師的兒子，跟隨父親的腳步，在臺大畢業受完訓練後，也將回到山地衛生所服務。

鄭俊良（1956~）

鄭俊良醫師，1956年出生於桃園縣龍潭鄉。他的父親鄭聖杞是開業醫師，為龍潭鄉親服務60多年，非常受到大家的信任與愛戴。老鄭醫師有11位子女，家族成員大多數從事醫療服務工作。

鄭俊良醫師從小耳濡目染，看到父親不辭辛勞，不分晝夜為病患服務，這也在他心中埋下了日後為偏遠地區病患犧牲奉獻的種子。

鄭俊良醫師於中山醫學院牙醫學系畢業後先在北部行醫，在這段時間就常參加偏遠地區，尤其是山區的醫療服務，甚至也出國到遠在非洲的馬拉威義診有半年之久。

巡迴醫療到各個偏鄉國小、國中義診時，當地民眾不分男女老幼看到牙醫師的到來都欣喜萬分，因為在他們的成長過程中幾乎都沒看過牙醫師，並不是牙齒沒有發生過問題，而是當牙齒痛時，當地沒有半個牙醫師可幫他們解決問題。

在偏鄉巡迴醫療時不僅要自己攜帶醫療器材、藥物，更要克服交通的不便，上山下海，舟車勞頓，相當辛苦。有時候求診的病患太多，門診看到天黑才結束，要摸黑下山又太危險，只得夜宿車上，等隔天再下山。

鄭俊良醫師在巡迴醫療這段時間雖解決了偏鄉地區病患的燃眉之急，但效果還是有限。還好，有好幾個縣市的牙醫

師也受到了鄭醫師的感召，由牙醫師公會組成醫療團，繼續支援偏鄉服務，讓巡迴醫療得以維持下去。

一方面受到內心使命感的驅使，另方面也為偏鄉居民的純真與熱情所感動，他毅然決然離開了北部，選擇到東岸服務。在臺東縣成功鎮定居後到長濱衛生所服務，讓花東地區的民眾受到穩定的照護，對於保持牙齒的健康大有幫助。

在長濱衛生所服務時，他除了解決鄉民的牙齒問題之外，更致力於口腔健康的衛教。嚼檳榔不但會增加罹患口腔癌的機會，對於牙齒健康更是一大災難，假以時日，牙齒全掉光了。但是嚼檳榔可說是偏鄉居民的風俗習慣，要戒掉真的非常困難。

鄭俊良醫師於2012年榮獲第22屆厚生醫療奉獻獎，而他的父親鄭聖杞醫師更在20年前也獲得此殊榮，這是第一次有父子先後獲得此獎，真是好事一樁，傳為美談。

鄭俊良醫師在2018年時從長濱衛生所退休後定居屏東。

拓拔斯・塔瑪匹瑪（Tulbus・Tamapima，漢名：田雅各）（1960~）

拓拔斯・塔瑪匹瑪，布農族人，1960年出生於南投信義鄉，祖父是部落頭目，父親是基督教傳教士。

布農族語拓拔斯的意思是櫸木，櫸木不但可以用來蓋房子、作傢俱，冬天甚至可以拿來當柴燒以便御寒，對於布農

族而言，櫸木真的是非常重要。父親為他取這個名字，就是希望他將來能如櫸木一樣對族人有重大的貢獻。

　　十歲以前拓拔斯就近讀部落的小學，在青山綠水的環境與原住民文化薰陶下快樂成長，但後來到埔里鎮繼續學業時卻深深感受到平地人對於原住民的偏見與歧視，這時也埋下了他日後以原住民題材為創作的種子。

　　拓拔斯在中學時喜愛文學，看了許多中、外名著，心裡燃起了創作的慾望。

　　1978年進入高雄醫學院醫學系。他在大學時期加入高醫的學生社團阿米巴詩社，認識了許多校內、外富有藝文細胞、愛好文學創作，並且關心社會的朋友。

　　1981年，拓拔斯寫了一篇以原住民在難以適應現代法規的處境下為題材所做的短篇小說〈拓拔斯·塔瑪匹瑪〉，得到「南杏文學獎第二名」（第一名從缺）。當時引起文學界人士，如葉石濤、李喬以及吳錦發等人的矚目。

　　他們都很高興看到有一個明日之星誕生了，而且他是位原住民，對於原住民文化有深刻的了解，寫關於原住民的題材一定更為感人。

　　拓拔斯並不是只關在自己寫作的象牙塔裡，他也在1984年與一些關心原住民權益的朋友成立了「臺灣原住民權利促進會」。經過了一番努力，他們終於平反了長久以來大家對於原住民的偏見與汙名化。

　　拓拔斯在醫學院畢業，服完兵役後於1987年志願到蘭嶼

衛生所服務，接著又陸續到花蓮醫院、高雄縣三民鄉（現名那瑪夏鄉）、桃源鄉以及臺東長濱鄉衛生所服務。年輕剛開始行醫時，一有空就埋頭創作，完成了許多散文和小說，並於1986年以《最後的獵人》得到「吳濁流文學獎」；1988年以《蘭嶼行醫記》得到「賴和醫療文學獎」。

後來因為結婚有了家庭，再加上醫療業務繁忙，創作就越來越少。不過他以原住民題材所創作的小說已引起國內、外學者的興趣與重視，真是難能可貴。

當年，拓拔斯抱著為弱勢原住民服務的使命感，說服家人到了蘭嶼，一開始並不順利，因為當地人排斥科學的醫療，仍執著於有病就禁食，讓病魔沒東西吃，就會自動離開，身體就會康復這種傳統觀念，而且剛開始行醫的拓拔斯權威感也不夠，所以困難重重。

還好老天有眼，假以時日，大家被他無私的精神感動，口耳相傳下，來看診的病人就大幅增加，衛生所業務也推展得很順利。

拓拔斯於2012年結束服務偏鄉衛生所二十多年的生涯，落葉歸根回到南投信義鄉自己的診所，繼續為故鄉的居民服務。閒暇之餘，他應該會再繼續文學創作，希望很快會見讀到他的新作品。

侯武忠（1963~2017）

　　侯武忠醫師，1963年出生於澎湖縣馬公市，終身奉獻鄉里，甚至為了不間斷服務各離島的病人，自己學會了開船，也因為無私的奉獻，獲得厚生醫療基金會醫療奉獻獎，是歷年來最年輕的得主。

　　侯武忠醫師的父親為高中老師，母親是小學老師。他從小時候就很活潑，也顯露出頑皮的特質。小學一、二年級由母親擔任導師，在慈母兼嚴師的調教之下，好動的個性收斂了許多，從此求學一帆風順，成績優異。

　　但就是有此特質，他以後才會勇於冒險、接受挑戰，突破種種的困境，完成任務。高中他就讀馬公高中，換由父親當了三年的導師。他畢業時名列前茅，以離島醫事人員公費生的資格保送高雄醫學院。

　　七年醫學院畢業後，為了讓自己回到澎湖能獨當一面，侯武忠醫師先到阮綜合醫院外科待了一年，具備了外科醫師的基礎才回到澎湖，先後在七美鄉、望安鄉衛生所及澎湖衛生局服務。1997年，他到白沙鄉衛生所就任，一直到2017年罹病去世，可說是鞠躬盡瘁。

　　侯武忠醫師視病猶親，把病人的健康擺第一，以他們利益為依歸，不分晝夜為鄉親服務，很快就得到鄉親的肯定。他不只提供醫療服務，對於公共衛生與正確的飲食觀念也非

常重視。

在七美鄉服務時，發現當地痛風罹患率偏高，因此特別請國內專家來幫忙調查，發現是吃了過多的海鮮和飲酒過量，找到原因後便在當地加強衛教，罹病率因此降低。

侯武忠醫師在白沙鄉服務這二十年來，除了轄區十個村里，另外員貝、鳥嶼、吉貝和大倉等四小島他也須顧及，而這幾個小島之間的交通都得仰賴交通船，常會遇到因風浪太大而有交通船停駛的情況，添加了侯醫師進行離島醫療的變數。

侯醫師設身處地為病患著想，怕他們會因為交通船停駛讓用藥銜接不上而延誤病情，也怕在惡劣天氣時還要麻煩別人開交通船。所以他就學會了自己開船，在需要的時候可以親自開船穿梭於各島之間服務病患。除此之外，他也很樂意讓離島民眾搭便船，真稱得上是全方位服務。

侯武忠醫師把所有時間完全投入照護鄉親的工作，必然就會犧牲與家人相處的時間。侯醫師有3個小孩，據他們的回憶，小時候見到爸爸的機會少之又少。

即便如此，在父親為鄉里奉獻的行為中，耳濡目染，長大之後也都各自有所成就，也都理解爸爸無私無我的精神，並以父親為榮。

侯武忠醫師的所作所為感動了全澎湖，名聲傳遍全國，並於2002年（38歲）獲得厚生醫療基金會醫療奉獻獎，是歷年來最年輕的得主。而他得獎後不改其志，堅守崗位繼續服

務鄉親。但很遺憾，2017年因身體不適而被診斷出罹患胰臟癌並於同年11月過世。

侯武忠醫師的告別式有一千多位澎湖鄉親參加，蔡英文總統也頒發褒揚令。侯醫師去世後，其遺孀秉持其遺志向蔡英文總統提交改善澎湖醫療建議書，現在，澎湖離島的醫療資源相較於以前也進步多了。

邱孟肇（1966~）

邱孟肇醫師1966年出生於臺南市的一個小康家庭，臺南一中畢業後，進入高雄醫學院醫學系。

畢業服完兵役，1993至1996在高醫家醫科接受住院醫師完整訓練，之後再到臺大職業醫學與工業衛生研究所取得碩士學位，並於1998年選擇到高雄縣桃源鄉衛生所服務。

桃源是一個地廣人稀的偏遠山地鄉，風景雖然優美，但交通卻相當不便。

在家人的支持下，他離開臺南自己的家庭，自己一個人至衛生所服務，常常好幾個月才回家看看家人及兩個年幼的女兒，可以說把自己奉獻給偏鄉的居民，沒有一句怨言。

邱醫師到桃源鄉後，他觀察到外籍神父以布農族語跟當地居民溝通，很容易就跟他們打成一片，成為他們的一分子。因此為了長遠之計，他就認真學布農族語言，融入他們的生活圈，體會他們的文化，他是真心要為桃源鄉民服務很

長一段時間。

山地偏鄉衛生所的特色就是巡迴醫療，翻山越嶺，相當辛苦。天候不佳時，更有被溪水沖走、被土石流掩埋的危險。2009年莫拉克颱風襲臺時，他心繫留在山上沒有撤離的居民，克服恐懼，冒著危險，回到衛生所崗位，萬一有緊急狀況發生時就可以提供醫療服務。

邱醫師修養很好，在山上為鄉民服務時，因為語言溝通無礙，可以不厭其煩為病人解釋病情，從來不發脾氣。對於衛生所要推廣宣導的各項業務也很積極，一點都不輸都會地區的衛生所，更於2006年獲得衛服部舉辦全國衛生所評比第一名的金所獎。更在2014年向衛服部提出一項「山地鄉醫缺乏療資源改善試辦計畫」，並獲得通過。此計畫在高雄醫學院支持下辦了三年，使桃源鄉的醫療資源往前大大邁了一大步。

邱醫師自1998年在桃源鄉服務到現在，在這二十幾年當中有一小段時間因健康因素離開了崗位。很幸運，幾年前他又可以回到桃源衛生所繼續為民服務。他於2017年榮獲醫療奉獻獎和23屆高醫傑出校友獎

盧克凡（1972~）

盧克凡醫師，出生於臺東大武，父親是阿美族人，母親是排灣族。他的外祖父日治時代在部落當警察，非常重視下

一代的教育，培養了許多位醫師、老師。

盧克凡從小聰穎、可愛，備受母親寵愛，甚至到了溺愛的程度，除了天上星星，他要任何東西，母親都會答應，就此培養了凡事只考慮自己，不管別人，自私的個性。但很遺憾，母親在小學時就因病去世，父親後來也再婚。父親一方面要忙於生計照顧家庭，又熱心參與地方公共事務，在家的時間少之又少。所以，他從小就養成獨立的性格，許多事情都得自己做決定，也造就了獨斷的性格。盧克凡在求學過程中雖然成績優異，但是年輕氣盛，常常和同儕起衝突，甚至是打群架、被學校記過。高中畢業後，本來想報考軍校，但因為有被記過的記錄而作罷。後來經過重考而進入高雄醫學院醫學系就讀，真是塞翁失馬，焉知非福。

盧克凡高醫畢業之後，陸續接受了家醫、急診和內、外科的訓練後，到了達仁鄉衛生所服務，但為了小事與同事鬧翻，因而於2009年請調至大武衛生所服務。就在那年發生了八八風災，他到災區服務卻被困在山區一星期。此時，看到家鄉受到重創，自己的鄉民是多麼無助，盧克凡受到了很大的衝擊，從此他莽撞的性格消失了，取而代之的是無怨無悔的付出。

每天上班從臺東到大武來回約需兩個多小時的車程，另外還得上山巡迴醫療，常常要到晚上10點以後才能回到家，大大減少了跟家人共處的時間。整條南迴公路100多公里沒有一間醫院，醫療資源可說是相當缺乏。有鑑於此，他花了將

近十年時間爭取並籌辦的南迴醫療救護中心,終於在2018年5月落成。更幸運的是高雄醫學院附設醫院也答應派各科的醫師支援。此舉,大大提升了南迴地區的醫療資源,造福了當地的民眾。盧克凡醫師也因為這項成就獲得醫療奉獻獎、高醫傑出校友以及臺東縣傑出公務員等各項殊榮。

第七章
臺灣偏鄉醫療奉獻
典範人物

陳永興

　　臺灣的偏鄉醫療相對都會地區來說，長期處於醫療資源欠缺及醫療人力不足的弱勢，早期西方醫療傳道者本於人道精神，經常深入偏鄉特別是原民地區從事醫療服務，日治時代以公醫及限地醫制度派遣醫師服務偏鄉，也培養原住民醫師如南志信、樂信・瓦旦、杜孝生，也有基督徒醫生如井上伊之助深入原民部落照顧病患；戰後杜聰明博士離開臺大南下創設高醫之後，立即設置「原住民專修班」培養原住民醫師，讓他們學成後返回原鄉服務，以後國民政府延續培養偏遠地區公費醫師的養成辦法，許多偏鄉衛生所人力得以改善。但民間教會醫療及外籍或本土的醫師仍有不少具有人道濟世精神的典範人物，例如花蓮的薄柔纜、臺東的譚維義、宜蘭的范鳳龍、澎湖的何義士、恆春的陳雲址、南投的謝緯、嘉義的鄧水造、桃園的鄭盛杞，都是令人感動而值得我們學習的典範，特別在本章介紹以分享讀者。

上帝的編織、愛你的仇敵：井上伊之助 （1882~1966）

　　在全臺灣觀賞「賽德克・巴萊」電影，回憶起霧社事件原住民與日本軍警衝突的歷史時，讀井上伊之助一生的故事，會讓我們對人性有更深沉的反省。

　　井上伊之助於1882年出生日本高知縣，其父親井上彌之助在日治時期服務於樟腦公司，被派遣來臺工作，於東部花

蓮的山中開採樟腦，卻不幸於1906年在花蓮被臺灣原住民出草砍頭而橫死；當年井上伊之助就讀於東京的聖經學院，接到父親死訊，雙手發抖，眼淚不停的湧出，躲在松林裡哀悼父親的的死亡，腦海裡不斷思考耶穌基督的話語：「要愛你的仇敵」。他祈禱：「父啊！赦免他們，因為他們所作的，他們不曉得。」井上伊之助透過禱告獲得安慰，他立志從那天開始，每天為臺灣的原住民禱告，祈求早日有人傳福音給他們，使他們成為善良的人民。

井上伊之助從神學院畢業後，經由中田先生介紹在伊豆田寶血堂醫院學習醫術，俾能準備用於臺灣的山地，他也開始學習臺灣原住民的母語，經過了幾年終於獲得教會的協助，於1911年10月踏上前往臺灣的旅程。等到12月20日接到臺灣第一張山地醫師的服務派令「囑託原住民醫療所勤務」。這個派令讓他喜出望外、充滿期待，雖知道等著他的是充滿危險的路途。

當時，臺灣的原住民仍不斷反抗日本人的統治，經常有日本人被殺害，可以想像要在原住民的部落中從事醫療傳道工作有多麼危險，同時山地醫療衛生的公共衛生不佳、營養不良、醫藥不足、傳染病流行，不只是原住民的健康得不到保障，就連醫師和家屬本身的健康也是毫無保障的，井上伊之助的三個孩子也都受到傳染病而不治身亡，他的妻子也重病差點命喪山上，而他自己更曾因眼疾、瘧疾、十二指腸蟲病嚴重而需停止工作，返回日本住院才撿回一命。但他仍無

怨無悔重返臺灣，賣命照顧原住民健康。最令人感動的是當臺灣爆發霧社事件，原住民與日本軍警武裝衝突，造成大量人員傷亡，井上伊之助強忍內心的悲傷與憂慮，志願前往事件後原住民婦孺被強迫遷村的川中島，為感染瘧疾流行所苦的三百多原住民病患治療，延續原住民族的命脈。

井上伊之助在臺灣行醫前後長達30年以上，他的足跡遍佈各地的原住民部落，對原住民的健康照顧做出最大的奉獻。1966年井上伊之助逝世，享年84歲，他的墓碑只刻著「愛」，下面有一行他最愛的仇敵、臺灣原住民泰雅族的話「TOMINUN UTOF」意思是"「上帝在編織」。這句話說明了他的一生，如今臺灣原住民大多接受了上帝的福音，回應了井上伊之助信仰的愛。

首位原住民醫師：南志信（1886~1958）

南志信，臺灣臺東卑南社人，1886年出生時還是清朝時代。1897年南志信就讀日治時代國語傳習所卑南分教場（今臺東南王國小），1902年畢業即赴知本分教場（今知本國小）任職，1904年獲推薦保送臺灣總督府醫學校，1909年畢業成為第一位原住民學習現代醫學的畢業生，1911年5月11日獲頒醫業執照進入臺東醫院服務，是臺灣第一位正規訓練的原住民醫師，任職公醫20年，專長治療瘧疾和恙蟲病，深受日本總督府重視，曾獲明仁皇太子接見並合照。1925年總

督府表揚南志信醫術卓越，並致力於衛生教育改善原住民習俗和開發原住民社區，頒授他紳章與獎金並晉升他為高等醫官，是原住民最高榮譽之代表。

　　南志信於1929年辭官自行開業於臺東，醫院名稱「南醫院」成為原住民生命照顧的中心，他常免費為窮苦的病人診治，受到不分族群的地方父老尊敬愛戴，他平時為人親切樂善好施，但看病認真嚴肅，如問到病人尚未進食會要求病人先吃才看病，他會請妻子準備飯菜給病人食用。南醫院雖受日本政府尊崇，但他對殖民政策仍會表達不滿，他對日本政府發動戰爭大量徵調原住民充軍非常痛心，為了擺脫卑南社日警的干擾，他不參加義務勞動更舉家移居到臺東市區，許多族人也跟著他遷居，形成卑南族新興聚落北町新社，戰後這社區成為臺東市寶桑里，卑南語稱作Papulu（巴布麓），他在這裡照顧鄉里同胞長達17年。直到戰後1946年南志信60歲才停止醫業轉而從政，他被國民政府臺灣省臨時參議會推選為制憲國民大會的代表，在1947年臺灣發生228事件時，他也是臺東的228事件處理委員會的委員之一，當時還主張臺灣原住民族應改名「臺灣族」，而不要用「高山族」或「高砂族」的名稱。

　　南志信後來擔任臺灣省政府的省府委員，他對原住民社區的醫療落後、傳染病盛行、公共衛生缺乏提供不少建言。後來又和創辦高雄醫學院的總督府醫學校學弟杜聰明（臺灣第一位醫學博士）共同努力，在高醫開辦「山地醫師醫學專

「修班」培養原住民醫學生，讓更多原住民醫師在畢業後返回山地鄉為原住民同胞服務。

南志信為原住民爭取權益的立場和精神一以貫之，直到1958年他過世都未放棄。他聲如洪鐘積極努力的作為令人印象深刻，作為首位原住民醫師，南志信確實盡到了他為病人、為族人奉獻服務的責任。

泰雅先知，宿命悲運：樂信‧瓦旦（1899~1954）

樂信‧瓦旦生於1899年8月16日，泰雅族賽考列克族人，他的童年正值日人為開發臺灣山林資源，全面控制原住民地區之際。1906年日警迫使其族人撤退散居於大嵙崁之志繼、角板山、烏來、義興等社，其父瓦旦‧燮促擔任大嵙崁前山蕃總頭目，與日警激戰甚久，後來為維繫族人的生存而歸順，向日方要求給予其子接受與日人子弟相同的教育。1908年樂信‧瓦旦更名為渡井三郎，就讀「角板山蕃童教育所」；1910年轉入桃園尋常高等小學校。1916年，進入臺灣總督府醫學校，1921年3月自總督府醫學專門學校畢業。

1921年10月，樂信‧瓦旦正式返回族群部落行醫，最初，被派在大溪郡控溪療養所任職，執行部落公共衛生及醫療事務，先後駐守高岡、角板山、象鼻、尖石等地，同時受命深入各部落勸導族人繳交槍枝，他衡諸安定族人生活之必

要，策動由最兇猛的自己部落率先繳交。1926年，繳交槍枝總計達千餘枝，深受日人當局囑目。1930年10月27日，發生震驚的霧社事件，起因泰雅族人不滿日警統治而引起的武裝抗日。樂信‧瓦旦曾請求當局勿嚴厲制裁，但並未發揮作用，日人仍以屠殺肇事部落結束此事。1937年，大安溪上游之北勢蕃因發生流行性感冒，病死者頗多，因而將此事歸咎於日人侵犯領土之緣故，乃籌謀武裝抗日；危急之際，他一面治療患者，一面勸導該族頭目取消計畫，遂避免一場無謂的犧牲。

在日治時期，樂信‧瓦旦的表現，深受日人之重視。1940年11月他被選為全臺原住民唯一代表，前往東京參加日本慶祝紀元2600年之盛典。1945年4月，他被聘為臺灣總督府評議員。1945年8月，日本戰敗，二次大戰結束，臺灣由國府接收，樂信‧瓦旦無限憧憬與希望，他認為原住民從此「可享受三民主義的德政，還歸自由平等」。然而，1947年2月，臺灣爆發「二二八事件」，因行政長官公署治臺措施累積民怨而引發。樂信‧瓦旦基於族群的立場，與全臺山地鄉鄉長誓約不輕舉妄動，並勸導族人衡諸弱勢族群力量，不要貿然參與，事件後，他因而獲得當局表揚。樂信‧瓦旦實際為爭取原住民族的權益，在1947年6月，他向政府當局陳情歸還「三峽大豹社祖先失地」，他說：「光復臺灣也應該光復我們的故鄉，否則光復祖國之喜何在？」。不過，並未得到當局回應。這時他為了適應新局改名「林瑞昌」，1948年7月，

受聘為省政府諮議，1949年11月遞補當選第一屆省參議員。1951年11月當選第一屆省議員，在議會提出：增加原住民民意代表名額至五人：設置山地行政管理局，培養原住民人才，協助復興山地農村等。但是，除民意代表名額核定為三名之外，其餘未有進展。

　　不幸，樂信‧瓦旦終被詭譎多變的政治環境所吞沒。1950年初，當局為整頓「二二八事件」之後的山地社會，曾派他到阿里山鄒族及臺中和平鄉泰雅族部落，勸說繳交槍枝，順利完成任務。同年4月，他以民意代表的身分擔保阿里山鄒族開設新美農場所需貸款，此一項支持鄒族改善生活的義舉，爾後竟是他繫獄的罪名之一。1952年11月，當局以「高山族匪諜案」的名目，將他逮捕下獄，同案有高澤照、湯守仁、高一生、汪沽山、方義伸六人判死刑。在「新時代」追求族群生存與尊嚴的原住民菁英，他竟成為國家制式暴力下的犧牲者。

　　樂信‧瓦旦在1954年4月17日被槍決，享年55歲。他正要跨出以政治力量開創原住民「新時代」機運的第一步，就被扼殺了。

龍潭名醫二代醫療奉獻獎：鄭盛杞（1910~2000）

　　鄭盛杞，1910年4月1日出生於日治時代的新竹關西客家

人，家境貧苦，但努力向上，自小成績優異，關西公學校畢業後考上臺中一中，之後考入臺北醫學專門學校，1934年畢業後入臺北醫專的內科醫局研習，1937年他在桃園龍潭開業行醫，從此「盛杞診所」成為龍潭地方人盡皆知的「活菩薩」。鄭盛杞每天應診超過十小時，不分日夜全天候服務，對病人細心診療經常露出和藹可親的笑容，對家屬的問題耐心回答從來不嫌麻煩，除了星期日下午休診，他在龍潭服務病患超過一甲子，對於窮苦病人也免費施醫，對地方公益更慷慨贊助，1972年他與地方人士黃天開各捐贈了300餘坪土地興建龍潭第二公有市場，地方上的人早已把他當作自己的家人。鄭盛杞在1983年曾獲當時省府主席李登輝頒贈「長青楷模」表揚他對地方醫療民眾健康的長期貢獻。

不僅是在診所悉心為病人服務，早期鄉下交通不便，病人常無法前來診所看病，鄭盛杞也體貼病患，常應家屬要求前去往診，騎著單車深入鄉間小路，即使颱風下雨也隨叫隨到。更考慮到偏遠山地鄉原住民的醫療欠缺，他長期前往桃園復興鄉、巴陵、武東等山地為原住民看診，還學會一些山地話可和病人溝通。他的兒子鄭俊良是牙醫師，因跟隨父親長期前往復興鄉服務，後來對原住民的健康照顧也做出長期服務，甚至遠到蘭嶼和長濱鄉衛生所工作，退休後還到屏東鄉下行醫，對偏遠地區民眾提供牙醫診療，因此得到2012年第22屆醫療奉獻獎，而鄭盛杞本人則是在1992年就已經獲得第二屆醫療奉獻獎的肯定，父子兩代先後獲獎的紀錄傳為

美談。當記者採訪他要報導他為鄉民奉獻超過一甲子的事蹟時，他反而請記者要多報導民間誤信秘方、偏方延誤診療而受害的案例，一再呼籲媒體要善盡公共教育責任，提醒民眾尋求正確醫療才能獲得健康的保障，他說：「照顧病人健康是醫師的終生職志，也是上帝賦予他的神聖使命」。

鄭盛杞育有11位子女，其中6名成為醫師或牙醫師，加上女婿也是醫師，是標準的「醫師家族」，也是龍潭地方上為人敬重感佩的公益家庭。2000年鄭盛杞過世時，遺囑是捐資200萬在他的母校關西國小設置「盛杞視聽紀念館」，他的子女遵照其遺願付諸實現，2008年紀念館落成啟用，遺愛在人間！在鄭盛杞的家中客廳有一幅對聯：

「鄭重行醫半世紀　醫術超群獲肯定
　盛名遠播傳遐邇　療治病患十餘萬
　杞樟人傑囊中錐　奉旨天命施仁術
　醫術高深有口碑　獻資興學為鄉梓」

充分描寫出鄭盛杞奉獻桑梓的一生！

為病人而生的 Oki 醫師：范鳳龍（1913~1990）

范鳳龍醫師（John Janez），斯洛維尼亞（Slovenia）人，1913年生，1952年跟隨義大利靈醫會的神父們來到臺灣宜蘭，成立了羅東聖母醫院之後，職掌外科長達39年未曾離開

醫院的急診室和手術房，一生救人無數照顧病患無微不至，從來不曾回家，在聖母醫院開了8萬多臺手術，寫下臺灣外科史無人能破的記錄（這是平均每天開六刀，要連開39年不休息才有可能的記錄）。他不僅開刀技術第一，還幫窮苦病人繳交醫藥費，捐血給病人，每天查房為病人換藥處理傷口視病如親，被蘭陽地區民眾稱呼為「Oki」醫師。范鳳龍醫師一生未娶，與羅東聖母醫院的神父過著最清苦的生活，把自己的一切都奉獻給蘭陽地區的民眾，他照顧病人到生命最後1刻，死了埋葬在羅東的山上，成千上萬的臺灣人感念他的精神，不管任何宗教背景的人都來為他送葬，他真的是蘭陽人心目中永難忘懷的「Oki」偉大醫師。

　　范鳳龍醫師出生於虔誠的天主教家庭，小時他母親希望他成為神父，但他立志學醫，1931年他進入魯比亞那醫學院，1937年成為魯比亞那醫院的外科醫師。在二次大戰期間，他的故鄉也在戰火的摧殘下飽受蹂躪，而他當時也被徵召入伍，在軍中他決定要盡量幫助有需要的人，認為醫生是要救人生命而不是要殺人的。1945年5月他陪同一群故鄉的難民準備逃往義大利，突破共產黨游擊隊的包圍，幸運的逃脫之後從此下定決心要用餘生為貧窮苦難的人服務。

　　1948年范醫師跟隨羅東天主教靈醫會的神父，到中國雲南的昭通去從事醫療傳道的工作，在那兒他已經展現了優秀的外科醫師服務病人，但不幸的是中國共產黨同樣迫害天主教會，驅逐了靈醫會的神父，所以在1952年6月范鳳龍醫師和

靈醫會的神父們來到臺灣落腳羅東。

　　1952年7月18日在羅東聖母醫院，范醫師開了來臺第一刀，為一名50歲女病患取出重約12公斤的子宮肌瘤，從此他不眠不休的為蘭陽地區民眾進行各種手術（包括一般外科、骨科、婦產科、泌尿外科、小兒外科），他手術速度又快又準確，如果沒有意外，從劃下第一刀到皮膚縫合，盲腸炎最快紀錄是9分鐘，胃的手術最快紀錄26分鐘，在聖母醫院不到10年他就開了1,000例胃部手術。他甚至曾開刀取下小牛的脛骨接到脊椎骨折的病人身上，成功的救治了脊椎結核病人發生骨折的病例；他平均每天開六、七臺手術，常常不吃晚餐一直開刀到晚上10時、11時，半夜如有急診病人仍然起來開刀至凌晨，全年無休的救治病人生命。他自己曾數度因體力透支而昏倒於院內，甚至逝世前一個月他罹患肺病已很嚴重，仍忍痛抱病在半夜起來為病人開刀。連他在歐洲的母親病危過世他都沒趕回去，因為他說回去也來不及救她了，但在臺灣羅東還有很多等著要他救的病人！

　　1990年10月11日Oki醫師逝世於羅東聖母醫院，蘭陽地區的民眾數千人參加了他的告別式懷念他的無私奉獻，1998年他生前拒絕接受的「醫療奉獻獎」也頒給他，2007年聖母醫院得到全臺灣民眾的響應募款為他興建了「范鳳龍紀念急重症大樓」，蘭陽人尊稱的Oki醫師永遠活在臺灣人的心中。

醫療人道主義的見證者：謝緯（1916~1970）

　　謝緯醫師生於1916年，出生於基督教信仰的醫師世家。高中畢業後，謝緯進入臺灣長老教會的神學院。太平洋戰爭爆發後，謝緯走避日本修習文學，再進入醫學領域；在一個燃燒彈擊中隔壁房間的夜裡，大火和星空交織的背景中，謝緯下定決心：「我要把自己完全交在上帝手裡，我的生命屬於祂；我永遠不再逃避任何挑戰。」

　　1946年謝緯與醫師表妹楊瓊英結婚，隨後回到臺灣，可是「眼目所見，為之心碎」。面對殘破景致，謝緯「抱有莫大的希望想重建這新的國土」，然而見證了國民政府接收臺灣後更加慌亂的社會，二二八事件爆發的時代背景，白色恐怖逐漸成形的年代，謝緯這一希望不久就破滅了。這段時間，謝緯最大的收穫可說是參加門諾巡迴醫療團，醫療團翻山越嶺為的是造訪各個原住民部落，提供醫療和營養的補給，讓謝緯深深地瞭解在臺灣的窮人需要什麼。謝緯工作幾個月之後就決定不再領津貼，他認為：「美國人到臺灣行善，我們拿他的錢，對神說不過去，對人抬不起頭，對自己也心感不安。」其時，包括孫理蓮邀請謝緯擔任院長的埔里基督教醫院，都是靠外資才能建成，直到1964年由謝緯發起臺中中會醫療團擴大而成的二林基督教醫院，才實現完全靠本地人的力量建立起來的基督教醫院。

　　1960年代北門地區烏腳病流行，謝緯開始了每周四往診一次的行程，當時的謝緯義務穿梭於埔里基督教醫院、結核療養院、二林基督教醫院和北門烏腳病診所，他的信念是「甘心成為愚人」。1969年，謝緯在刻意迴避的狀況下仍被推舉為長老教會總會議長，6月17日，謝緯起得比往常早，前一天的深夜，他才外出往診歸來，又徹夜開刀。結束上午七點固定的家庭禮拜時間，謝緯開車前往離南投50公里遠的埔里基督教醫院工作，中午趕回家接替妻子診治病患。午飯後，才躺下來休息幾分鐘，就起身前往二林基督教醫院，他說：「我早一分鐘到醫院，病患便少一分鐘的痛苦，甚至，可以多救一條性命。」說完這句話20分鐘，謝緯便安詳地躺在駕駛座上，過度勞累的他可能是突發性的心臟衰竭，在撞及名間鄉路邊的樹木時，已然辭世，身上沒有任何傷痕。

　　謝緯一生奉獻於信仰的實踐，他為上帝所作美好事工和走過的臺灣山區偏遠醫療的腳跡，留下了珍貴的醫療人道主義的見證。

與死神拔河的農民守護者：鄧水造（1921~2019）

　　鄧水造，1921年出生於日治時代的嘉義東石鄉，父親是當時的保正（村長）家中開設中藥房，所以自小耳濡目染與醫藥結了不解之緣，身為長子的他自小受到特別的栽培，公

學校畢業之後被送去臺南就讀教會學校長榮中學，之後被送往日本學醫，1944年他從日本大學醫學部畢業，因他篤信基督教，小時候就受彰化基督教醫院的蘭大弼醫師感動，想效法醫療傳教士的精神造福人群，就帶著滿腔理想前往中國的蘇州行醫，沒有想到正逢中日戰爭末期，中國的抗日情緒高漲，導致對日本統治下的臺灣人也不歡迎，他只好在戰爭結束之後，回到臺灣的故鄉嘉義鹿草開業診所取名為「新生堂」，後來又前往斗南他太太的姐姐開設的診所幫忙，在鹿草和斗南兩地之間服務病患將近20年，經常為搶救病患在鬼門關之前與死神拔河，成為他人生最有挑戰的一頁。

　　戰後初期的臺灣鄉下幾乎沒有專業訓練過的合格醫師，所有內外科的病人，甚至砂眼、皮膚病、傳染病、接生、急救都要全部包辦，鄧水造常要騎著鐵馬奔走於鄉間的田埂小路，有時還得要跋山涉水讓病人家屬背著過溪，又氣喘如牛的趕到病人家中急救病患。當時農村經濟正要起步，許多農民噴灑農藥不慎會引起農藥中毒，出現痙攣、口吐白沫、不省人事，他常常要背著急救箱飛奔到場施以心肺復甦術以及施打解毒劑，有時還守在病人身邊徹夜未眠，一直等到病人甦醒才鬆了一口氣，但是能夠救回病人一命，再辛苦也值得！鄧水造至少挽回過三百條性命，當然也有搶救不及的案例，讓他感受到生命的無常！

　　由於鄧水造對病人和家屬有求必應，經常拼命地搶救危急病患，幾乎大林、斗六、鹿草、東石鄰近的鄉鎮居民，都

將他當成了農民健康的守護神，有的老病人還和他約定說：
「在我死之前你千萬不可以離開石龜溪」可見鄉民對他的依
賴。當鄧水造的長子鄧哲明考上嘉義中學之後，他們全家為
了孩子上學方便搬到嘉義市，但是鄧水造自己還是留在鄉下
的診所服務，因為怕鄉下的病人找不到醫師照顧，他只好每
逢星期日才趕回嘉義市區和孩子團聚，並一起做禮拜，星期
一再獨自一人趕回鄉下診所看診，這樣的奉獻精神真是令人
感佩！

　　鄧水造行醫超過60年，看的多是苦哈哈的窮困農民，上
門看病的病人大約有三分之一是付不出醫療費用，還有三分
之一欠帳也無力還錢，他還是一樣幫病人服務，照樣看病、
給藥，欠帳沒還也就算了，所以當了幾十年醫師之後，全家
搬到嘉義時，積蓄只夠買一間很小的房子，只有兩個房間，
夫婦住一間，6個孩子住一間，家裡很小的空間，還有一半
做藥庫，空氣中都飄著奎寧的味道，他的長子鄧哲明回憶說
「從小就睡在藥罐上」，也怪不得後來鄧哲明走上藥學研究
的道路，作了臺大藥理學教授。鄧水造後來搬回嘉義市開設
「再生堂」診所，雖然在都市中較少被叫到鄉下往診了，但
他仍不忘初衷參加了教會的「無醫村醫療團」，每週前往偏
鄉去巡迴義診，2005年他獲頒第15屆「醫療奉獻獎」，2019
年他享年98歲，回到了上帝的懷抱留下了美好的事工！

鄒族醫生、白色恐怖受難：杜孝生
（1922~2001）

　　杜孝生，1922年生於日治時代臺灣阿里山的鄒族部落。
鄒族名字 Voyue Tosku（博尤‧特士庫），日文名字鳥宿秀
男。杜孝生的母親原本是日治時代阿里山鄒族原住民重要領
導者高一生父親的妻子，後來高一生的父親意外事故死亡後
改嫁生下了杜孝生，所以杜孝生是高一生同母異父的兄弟。
1942年杜孝生畢業於臺南一中，之後考入臺北醫專，1945年
臺北醫專畢業，是當時極少數受過正規醫學教育的原住民菁
英。而高一生是日治時代師範學校畢業，對文學、藝術、音
樂及農業都很精通，在鄒族成為優秀的教師和領導人物，二
次戰後出任吳鳳鄉長，並在1947年228事件時，指揮族人參與
支援攻打水上機場及保護原住民族人的家園。

　　1951年，杜孝生應高一生之邀出任吳鳳鄉衛生所主任，
照顧族人的健康，又兼任新美農場場長，為原住民的經濟發
展和土地開發貢獻心力，他又當選為第一屆嘉義縣議員，可
見其在家鄉的影響力。不幸的是由高一生、湯守仁、林瑞昌
（也是原住民醫師，當時擔任省議員，原住民名字樂信‧瓦
旦）等原住民菁英所推動的原住民自治運動及還我土地運動
被當時國民政府指控為叛亂罪，1954年高一生、湯守仁、林
瑞昌等人皆被判處死刑而執行槍決，杜孝生也被牽連涉案而

被捕入獄，服刑四年後才獲得假釋，這是二次戰後首件原住民涉及白色恐怖的重大案件。

杜孝生出獄後，仍難逃情治人員的監視和騷擾，他無法回阿里山部落，只好和家人遷居嘉義大埔、雲林北港等地行醫。1976年他的妻子杜瑞蓮過世後，杜孝生結束開業，進入埔里基督教醫院服務，後來在埔基認識了排灣族護士高美英，再度結婚後，遷往妻子的家鄉臺東太麻里金崙地區開設診所！杜孝生最小的兒子杜銘哲回憶，在家中，他的父親從來不提政治的事，也不提起自己坐過牢，而且不願提及原鄉鄒族的部落和親戚的事情，因為杜孝生的遭遇不只是在原鄉部落遭受政治的打擊，更是從母體文化被放逐的痛苦過程。直到政府開始推動轉型正義的工作，杜銘哲才開始了解父親杜孝生的過往歷史，也才明白父親只能用最卑微謙虛的方式保持自己的良善種子去面對悲劇，因為在白色恐怖的年代，個人的力量無法對抗威權的體制！

杜孝生，鄒族第一個醫生，阿里山第一個進入帝國大學醫學專門部念書的原住民，2001年因病逝世。他的事件到2020年才獲平反撤銷原判決，是遲來的轉型正義在臺灣！

奉獻澎湖的大鬍子醫師：何義士 （1924~1999）

何義士，1924年8月6日出生於義大利，從小立志長大後

要到遙遠的國度為需要幫助的人服務。1936年他才12歲就接受聖召，加入義大利天主教靈醫會的服務工作，20歲時他許下聖願要遵守神貧、貞潔、服從和仁愛，願為病患犧牲一切而成為正式會士，之後他進入羅馬的馬爾大醫專，畢業後取得醫師的資格，同時也具備了修士的身份。1946年靈醫會派遣了羅德信神父等五名會士前往中國雲南的昆明和昭通設立痲瘋病院，展開醫療服務的工作，何義士在1947年加入了行列，他目睹當地政府將痲瘋病人趕往深山任其自生自滅的慘況，經常為病人難過的掉淚而全心全力投入照護病人的工作。

　　當時中國內戰動盪，1949年共產黨勢力獲勝，何義士等外籍神職人員被以間諜罪名逮捕下獄，後驅逐出境。回到義大利的他繼續深造學醫，盼望能再赴國外服務。1953年何義士再度加入靈醫會從中國遷來臺灣，在宜蘭羅東設立聖母醫院服務貧困居民，他的醫術得到病患肯定，不久被任命為丸山療養院的院長，這是當時聖母醫院專門照顧結核病患的分院，他視病如親甚至經常捐血給狀況危急的病人。1958年，他又志願前往靈醫會設在澎湖的馬公惠民醫院服務，因他覺得澎湖比羅東更卻乏醫療資源。從此，他在澎湖度過31年的歲月，澎湖人幾乎都認得這位大鬍子的阿督仔醫生，何義士不僅對貧窮病人免費施醫，有病人需要輸血時就慷慨挽袖自願捐血，他竟然成為幾十年中澎湖每月捐血量最多的紀錄保持人。何義士每天看診從早到晚，連夜間急診也包辦，他以

醫院為家，不眠不休的服務病患，只有每天中午會騎單車出去運動繞澎湖大街小巷和居民打招呼話家常，澎湖人對他能幽默的用國語和臺語交談佩服不已，1986年還表揚他是全國的好人好事代表，澎湖縣也頒贈他為榮譽縣民。

1990年後臺海兩岸關係開始解凍，何義士心繫雲南的痲瘋病人，他除了繼續為馬公惠民醫院擴建新大樓募款，又開始為雲南痲瘋病患籌建醫療中心而奔走，從此每三個月往返澎湖和雲南奔波勞累，他親自打字寫信給捐款者，感動了很多國內外人士，甚至教宗也表達支持關懷，1998年終於在雲南昭通落成了痲瘋病患康復村。1999年8月15日，何義士照常忙碌，主持聖母升天彌撒後，照例騎車出去運動，回來後坐在藤椅上閉目養神，竟然就停止了呼吸安祥的蒙主寵召離開了人間！

1999年8月19日澎湖人為何義士舉行盛大告別式，李登輝總統頒發褒揚令。次年澎湖縣政府在馬公大愛公園設立何義士銅像紀念這位榮譽縣民，他捐出37,500西西的鮮血留在臺灣病人體內，永遠伴隨著他的愛常存在臺灣人心中！

美國很近，花蓮很遠：薄柔纜（1926~2019）

薄柔纜（Roland P. Brown），1926年出生，美國門諾會傳教士薄清潔醫生的第五位孩子。父親在中國河南開封等地行醫宣教四十年。受雙親與宗教的薰陶，薄柔纜1951年芝加哥

大學醫學院畢業，完成一般外科住院醫師訓練後，到臺灣行醫宣教，守護偏遠的後山，醫療服務四十年。晚年，薄醫師深受心臟病、關節炎所苦，他的個性不喜歡麻煩別人，選擇退休回美，三不五時仍會回臺幫門諾醫院募款。薄醫師說：「我沒有一刻不想念臺灣，感覺從來沒有離開過。」

　　1954年，薄柔纜醫師創辦了花蓮「基督教門諾會醫院」。前身是美國門諾會「山地巡迴醫療工作隊」，當時地處「後山」的花蓮不僅山地環境落後，平地的物資亦普遍缺乏，薄醫師想買一張椅子都買不到，只好自己畫圖請木匠照圖釘製。薄太太來到沒有任何家用電器的環境，也得學著本地人在爐灶上炊飯。當時除了盛行的瘧疾、寄生蟲、皮膚病，「營養不良」也是當時人民的普遍問題。1961年起，門諾醫院便在各鄉村成立「牛奶站」。數年間，約有11,000名學童每日上學途中可領取一杯營養味美的牛奶。直至政府在鄉村普設衛生所，各個牛奶站才逐漸關閉。對於肺結核患者，薄醫師更是懷著極大的悲憫，他曾為了給予肺癆患者更好的醫療，而返美鑽研胸腔外科，為了讓患者安心療養，還在美麗的秀林鄉山腳下設立肺病療養院。肺癆是會傳染的，薄醫師顧及病患的尊嚴，與患者接觸的時候從不戴口罩。門諾醫院初創的前八年，對平地同胞及原住民均採「一人一元」政策，只要一塊錢可以看病也可以開刀。直至今日，門諾醫院從未拒絕過任何一位求助的病患。

　　在薄醫師日夜為病患忙碌的同時，薄太太也積極投入教

會及社會服務事工。她協助美崙教會創設幼稚園、興辦英文小學讓宣教士的子女們有就學的地方，也在「花蓮未婚媽媽之家」，重建未婚懷孕少女的身、心、靈。三名子女成年獨立後，她還專程返美攻讀特殊教育，以便更實際的幫助「黎明啟智中心」（門諾會智障兒童學校）的心智障礙兒童。

薄醫師在門諾服務40年，門諾醫院從35張病床的規模增至206床，對原住民及貧病患者的不吝付出，仍是門諾醫院永遠的堅持。自1948年開始的醫療團隊，至今日頗具規模的綜合醫院，門諾醫院一如薄柔纜醫師的風格——默默付出、不求掌聲。為了所愛的醫院，一向寡言的薄醫師1991年離臺返美之前忍不住說話了：「臨別的我有一個請求，我為臺灣人擺上一生，我的父親也為中國人獻上40年光陰，你肯不肯為自己的弟兄捐獻一點金錢，讓這個慈善醫院能夠繼續幫助貧困的病患？」薄柔纜醫師又說：「臺灣的醫師到美國很近，到花蓮很遠！」意思是許多臺灣醫師寧可選擇留在美國，也不願到臺灣的偏遠地區花蓮服務，這句話感動了遠在美國的臺灣醫師黃勝雄，他是著名的腦神經外科醫師，接下了薄醫師的棒子。2019年，薄醫師病逝於美國，消息傳回，讓所有門諾人和花蓮鄉親流下了感恩和懷念的眼淚。

東基院長·後山仁醫：譚維義（1929～）

譚維義（Frank Dennis），1929年9月4日出生於美國堪薩

斯州，是家中的獨生子。他幼年時期很調皮且體弱多病，雖然會陪伴父母上教堂但並未真正得到信仰，到了15歲時因為伯父過世遺贈《聖經》給他，當時他往返打工的路途中閱讀聖經，才真正接受了上帝的信息。大學就讀明尼蘇達大學化學系的時候，他有了服事上帝為人服務的想法，就轉讀醫學院，而與同校護理學院的莎莉（Sally）認識，兩個人於1953年結婚，醫學院畢業之後他前往印地安人的部落行醫，並向所屬教會協同會申請前往非洲服務的機會，這時他接到來自臺灣臺東的愛德華（Ren Edward Torjesen）牧師的信，提到臺東的原住民很缺乏醫療照顧，於是譚維義在1961年帶著全家搭船來到臺灣，先在臺北學習中文兩年，並且撥空前往臺東義診。而當時臺灣爆發小兒麻痺大流行，屏東基督教醫院的小兒麻痺患者大增，所以1963年起他開始到屏基支援開刀手術，每個月也到臺東的成功駐診。1965年他就帶著全家搬到臺東開設了「寶桑診所」，當年的大年初二，他在巡迴義診時發現一位阿米巴膿腫的重症患者，送去臺東省立醫院，當時值班醫師無法開刀，他提出由他本人開刀並負一切醫療責任，才為病患進行手術，取出約1000 CC的膿，而救回病人一命。

　　經此事件譚維義醫師決定要在臺東興建醫院，他和妻子寄出超過百封募款的信，向所屬的美國教會及親友募款，他還親自返美到各地進行勸募活動，終於募集到8萬美元以及300箱醫療設備，1969年臺東基督教醫院在馬蘭落成，初期設

有30張病床、兩間開刀房，並且有急診室與X光室，是當時臺東先進的醫院。因為臺東居民是多元族群他特別要求醫院員工至少要會說三種語言，負責掛號的員工要會五種語言，而他自己看診時也會有一位原住民的翻譯，他自己也認真學習當地語言。譚維義醫師從東基創院之初，因為人手不足，他一個人包辦所有外科手術，幾乎24小時在醫院待診，單是小兒麻痺的手術他至少開過300臺刀，他又說服美國基督教阿尼色弗（Onesiphorus）總會在臺東卑南鄉設立了「阿尼色弗小兒麻痺之家」照顧孩童的生活起居。1972年譚維義因為過度勞累，不幸感染了肺結核幸好當時美國來了一位宣教士醫師蘇輔道（Tim Stafford）來臺灣支援東基的工作，後來譚維義醫師再透過教會找到小兒科醫師龍樂德（Robert G. Long）於1978年在東基設立小兒科病房。

譚維義在臺東奉獻超過三十年之久，他領的是教會微薄的薪水而不是醫院院長的待遇，卻經常幫助貧困的病人繳交醫藥費用，臺東人都稱他為「譚爸爸」，病患也視他們夫婦為自家親人。1993年他獲頒第三屆醫療奉獻獎，1994年他因雙手罹患關節炎已不適於開刀，而在美國獨居的老母親又希望他回去團聚，他才放下院長職務宣布退休，返美前獲得李登輝總統頒發「三等紫色大綬景星勳章」。2009年他的妻子中風，譚維義親手為她做了36種器材幫她復健，經過9個月的努力得以康復，2011年臺灣內政部致贈他們夫婦永久居留證，2014年9月臺灣「紙風車劇團」演出譚維義的故事，向他

們夫婦表達臺灣人的感謝和致敬！

奉獻臺灣尾的眼科名醫：陳雲址（1934~）

　　陳雲址，1934年生，高雄縣人，國防醫學院畢業，後前往日本東京醫科大學眼科進修，並赴美國夏威夷大學進修醫院管理。1968年他在臺北市長春路開設「信望愛眼科診所」，當時眼科專科診所還屬少見，他的學養和技術高超，對病人服務態度又親切，加上信仰基督教，本著為主服務照顧弱小病患的精神，很快的病人絡繹不絕，診所知名度大增，結果因繁重的診療工作，不眠不休的忙碌之下，猛爆性肝炎發作，這場大病使得他56歲那年不得不提早退休，將診所交給行醫的親戚，帶著家人去到美國打算在異鄉安享晚年，可是到美國之後，他過不慣悠閒的日子，沒有看診荒廢了醫術更令他沮喪不已，他想起1輩子奉獻臺灣的醫療傳道者馬偕的話：「寧願燒盡，不願銹壞」，他不甘心自己就這樣「銹壞」了，終於下定決心要回臺灣，找到一個最需要他服務的地方，將自己最後的價值奉獻出來。

　　陳雲址回臺灣後，花了一年時間走遍臺灣的偏遠地區，想找一個沒有眼科醫師的地方去服務，結果他走到了臺灣尾的恆春，才發現方圓900平方公里的恆春半島，竟沒有一個眼科醫師，於是他決定落腳恆春基督教醫院，接下院長的棒子，開始展開他對臺灣尾居民健康的照顧。陳雲址在臺北已

是名醫，到了恆基作院長，但醫院人力缺乏，他和所有員工一齊住在簡陋的宿舍裡，24小時待命全年無休的服務，甚至把他太太也帶到院內當義工，幫忙開刀房的器械消毒，量視力眼壓，變成無給職的助手。由於夫妻兩人都是虔誠基督徒，不僅毫無怨言全心投入事奉上帝的工作，除了在醫院服務病人之外，他們還每個月兩次安排山地巡迴醫療，到原住民部落去看病兼傳福音。由於陳雲址精通臺語、中文、日語、英文，他用日語和原住民長輩溝通效果良好，許多老人家願意接受他的治療而使眼睛重見天日，原住民病人口耳相傳，結果恆基的病人增加了起來，而恆春失明的病人減少了，真是上帝的美意！

在恆春，由於盛產洋蔥，卻造成工人採收時因受洋蔥刺激而導致眼角膜潰爛，陳雲址發現後向衛生署通報，爭取將其列入職業病的系統申報，並建議行政院勞委會衛生研究單位，進行「洋蔥作業人眼角膜感染研究」，防範洋蔥作業工人的失明危機，造福了地方民眾。由於恆春基督教醫院長期的財務困難，背負了銀行鉅額的貸款，陳雲址接任院長，又要擴建醫院添購設備，為了減輕醫院負擔，他竟然自己不支薪，還捐出100萬元給醫院，更積極對外募款，在任院長前三年的每年年底，醫院發不出年終獎金，他竟然將臺北的「信望愛眼科診所」賣掉，拿錢來發給員工年終獎金。在恆春出錢出力付出七年後，陳雲址卸下院長職務，他的子女希望他到美國享兒孫福，但他說：「恆春是我第二家鄉了」，他決

定繼續留下來，為恆春人繼續奉獻渡過餘生，他說這是上帝
賜給他最大的恩典！如今他86歲仍在看診！

讀歷史164　史地傳記類　PC1131

臺灣偏鄉醫療簡史

策畫主編／台杏文教基金會
作　　者／陳順勝、周恬弘、蔡篤堅、李孟智、劉景寬、蔡式良、陳永興
責任編輯／鄭伊庭、陳彥儒
圖文排版／黃莉珊
封面設計／王嵩賀

發 行 人／宋政坤
法律顧問／毛國樑　律師
出版發行／秀威資訊科技股份有限公司
　　　　　114台北市內湖區瑞光路76巷65號1樓
　　　　　電話：+886-2-2796-3638　傳真：+886-2-2796-1377
　　　　　http://www.showwe.com.tw
劃撥帳號／19563868　戶名：秀威資訊科技股份有限公司
　　　　　讀者服務信箱：service@showwe.com.tw
展售門市／國家書店（松江門市）
　　　　　104台北市中山區松江路209號1樓
　　　　　電話：+886-2-2518-0207　傳真：+886-2-2518-0778
網路訂購／秀威網路書店：https://store.showwe.tw
　　　　　國家網路書店：https://www.govbooks.com.tw

2024年4月　BOD一版
定價：350元
版權所有　翻印必究
本書如有缺頁、破損或裝訂錯誤，請寄回更換

讀者回函卡

國家圖書館出版品預行編目

臺灣偏鄉醫療簡史 / 陳順勝, 蔡式良, 劉景寬,
陳永興, 周恬弘, 蔡篤堅, 李孟智作. -- 一
版. -- 臺北市 : 秀威資訊科技股份有限公司,
2024.04
　　面；　公分. -- (史地傳記類)
BOD版
ISBN 978-626-7346-80-8(平裝)

　1.CST: 醫學史 2.CST: 醫療服務 3.CST: 臺灣

410.933　　　　　　　　　　113003898